U0232639

九针新悟

王海军 著

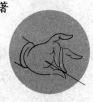

山西出版传媒集团

山西科学技术出版社

图书在版编目（CIP）数据

九针新悟／王海军著. —太原：山西科学技术出
版社，2019.9
ISBN 978 - 7 - 5377 - 5922 - 9

Ⅰ. ①九… Ⅱ. ①王… Ⅲ. ①针灸疗法 Ⅳ. ①R245

中国版本图书馆 CIP 数据核字（2019）第 094409 号

九针新悟

出　版　人：赵建伟
著　　　者：王海军
策 划 编 辑：张延河
责 任 编 辑：张延河
封 面 设 计：吕雁军

出 版 发 行：山西出版传媒集团·山西科学技术出版社
地　　　址：太原市建设南路 21 号　邮编：030012
编辑部电话：0351 - 4922135　4922072
发 行 电 话：0351 - 4922121
经　　　销：全国新华书店
印　　　刷：山西人民印刷有限责任公司
网　　　址：www.sxkxjscbs.com
微　　　信：sxkjcbs

开　　　本：890mm×1240mm　1/32　印张：8.75
字　　　数：196 千字
版　　　次：2019 年 9 月第 1 版　　2019 年 9 月第 1 次印刷
印　　　数：1—5000 册

书　　　号：ISBN 978 - 7 - 5377 - 5922 - 9
定　　　价：40.00 元

本社常年法律顾问：王葆柯
如发现印、装质量问题，影响阅读，请与发行部联系调换。

前言

　　九针是我国劳动人民通过临床实践不断地认识、总结而逐步发展起来的，是劳动人民智慧的结晶。九针之名首见于《内经》，但由于历史的原因，古代九针疗法被逐渐弃用，导致九针中大多数针具的流失，这对于针灸疗法来说无疑是一大损失。山西省针灸研究所首任所长师怀堂老先生幼承庭训，研习岐黄，耽嗜医学，弱冠即悬壶济世。为了全面地继承和发扬祖国医学的宝贵遗产，他精勤不辍，殚精竭虑，探微索奥，勤求古训，博览群书，致力于针灸针具的改革与发展，终于在20世纪80年代创制出了新九针，并积累了丰富的实践经验，形成了独特的新九针学术思想体系，以精湛的医术、高尚的医德赢得了广泛的赞誉。

　　目前，新九针技术已成为具有山西地域特色的针灸优势技术。9种针具，形态、功用各异，既能单独起效，又可联合施用，发挥每种针具的特殊作用，达到系统治疗的整体综合调治目的。正可谓"九针之宜，各有所为，长短大小，各有所施也"。

　　笔者有幸侍诊师老，跟随冀来喜教授、祁越主任医师和王文德主任医师系统学习新九针技术，临床运用，每得效验，故不揣浅陋，将新九针技术和些许个人心得撰写成书，以飨读者。

　　本书分为上、下两编。上编主要介绍新九针技术，详细讲解了新九针定义、新九针疗法及其特点、新九针的发展历程、新九针技术的创新，以及新九针中9种针具及其适应证、禁忌证、操作规范；下编主要介绍新九针技术临床应用，详细讲解了43种常见适宜病种的概述、中医病因病机、西医病因病理、临床表现、临床诊断、新九针技术的运用心得等。本书以实用为宗旨，重点突出临床治疗和运用心得，是一本学习新九针技术的好教材、临证实践的好老师、新九针研究者难得的参考书。

需要说明的是，限于笔者的学识水平、临床经验等，书中不妥之处在所难免，恳请同道们批评指正，以臻完善。

王海军

目 录

上 编 新九针技术

下编　新九针技术临床应用

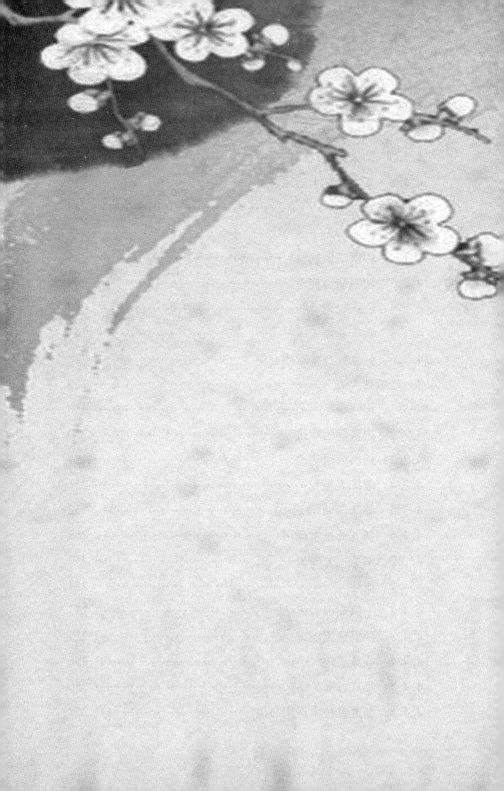

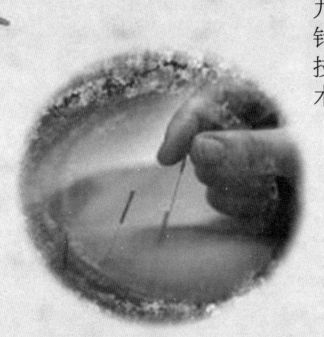

上编

新九针技术

1. 概述

1.1　新九针定义

新九针，又称中国怀堂九针，是指在古九针基础上重新研发改制的 9 种针具，由山西省已故针灸大师、山西省针灸研究所原所长师怀堂教授及其领导的科研团队创制。新九针针具包括镵针、铍针、锋钩针、火针、梅花针、磁圆梅针、鍉针、员利针（又称圆利针）、毫针，且部分针具根据临床需要又有延展，实不止 9 种之多。

1.2　新九针疗法及其特点

新九针疗法，又称中国怀堂九针疗法，是运用新九针针具进行预防、治疗疾病的独特针刺疗法。

新九针疗法主要的特点是打破了针灸治疗中单一使用毫针或单一针具施治的局限性，利用不同针具的特点，起到整体性、特异性治疗作用。"整体性"就是各种不同的针具和针法是一个统一整体，它们相互配合进行治疗，"特异性"就是各种不同针具都有适应于自身的独特的针刺方法与治疗范围。

总之，各种针具和针法既各自独立，又相互联系，成为一个统一的整体的治疗体系。

1.3 新九针的发展历程

1.3.1 古九针的历史渊源

我国医学家早在两千多年前就创制了九针，即古九针。九针疗法是我国劳动人民在长期与疾病作斗争的实践中创造出来的一种医疗方法，并通过临床实践不断地认识而逐步发展起来的，是劳动人民智慧的结晶。传说"伏羲制九针"。《内经》首次记载了九针。在《灵枢·九针十二原》中记载了九针针具的名称、形状及用途：一是镵针，长一寸六分；二是员针，长一寸六分；三是锟针，长三寸五分；四是锋针，长一寸六分；五是铍针，长四寸，宽二分半；六是员利针，长一寸六分；七是毫针，长三寸六分；八是长针，长七寸；九是大针，长四寸。它们的功用也随着长度和形状的不同而有所区别，

《灵枢·九针论》中黄帝问岐伯："敢问九针焉生？何因而有名？"岐伯回答说："九针者，天地之大数也，始于一而终于九。"这里的"九"，并非单指这9种针具，实则是言其变化多端，能适应多种疾病的治疗。《灵枢·官针》中也记载了9种针具的适应证和各自的性能，并详细论述了为适应不同的病情（经脉疾患、脏器疾患）和邪气的深浅程度等，应采用的9种针刺方法。而针刺的要点，在于使用被长期临床实践所证明合乎规格的针具。这9种针具长短、大小各不相同，因而有不同的功能及适用范围。如果使用不当，疾病就不可能治好。比如，疾病在浅表部位而刺得过深，就会损伤内部的好肉，还会导致皮肤脓肿；疾病在深部而刺得过浅，针不达病所，不但病邪难除，反而会因邪气内陷，而发生更大面积的脓疡。轻浅的疾病，用大针去刺，会使

元气大泻，从而加重疾病；深重的疾病，用小针去刺，邪气得不到祛除，也会产生不良后果。如果脱离用针之道而使用不正确的方法，宜用小针而误用了大针，就会损伤正气；宜用大针而误用了小针，就不能祛除病邪。《素问·针解》也可见到大量有关九针的内容，阐释了九针与天地阴阳是相合的，同时也说明九针各有其适应证及功能。

晋代皇甫谧著有《针灸甲乙经》，他在书中归纳总结了有关九针的来源、形状、长度和作用。元代杜思敬在所著的《针灸摘英集》中，不仅用文字对九针有所阐述，而且首次绘制了九针模拟图。明代众多的医学家也对九针有所论述，并绘制了不同式样的"九针式图"，如高武的《针灸素难要旨》、张景岳的《类经图翼》、杨继洲的《针灸大成》。清代吴谦负责编撰的《医宗金鉴》也收录了九针的大量内容。近代医家孙祥麟著《针灸传真》，对九针也有详述。

1.3.2　新九针的产生与发展

（1）针具产生与创新

师怀堂教授及其领导的科研团队，依据《内经》关于九针的文字记载及后世绘制的九针图谱，结合自己几十年的中医针灸临床经验，将两千多年前就广为临床使用、种类丰富、治疗病种多样的九针进行了深入细致的考证及研究，大胆革新，创制出9种新型针具，即新九针。新九针的成功研制为针灸针具的改革做出了重大的贡献。

随着针灸临床的不断发展，新九针针具也在不断改制与创新，其中火针于20世纪90年代由最初的雏形发展为现在的多种形式，单头火针分细火针、中火针、粗火针3种，还有勾火针、平头火针等。在单头火针的基础上，又研制开发了三头火针，专门用于皮肤病的治疗。除此之外，结合铍针、镵针、锃针的使用，发展成火铍针、火镵针、火锃针。员利针结合磁的应用也于20世纪90年代末开发出来，形成磁员利针，辅助磁疗，作用于疾患愈合中。锋钩针由单头变双头，针尖、针刃大小不同，在临床使用中依患者性别、年龄、胖瘦、病情轻重选择适合的针具，灵活应用；在民间钩针的基础上，结合小针刀优势，科研人员又发明了刀钩针。

（2）教学与推广

早在20世纪80年代，师怀堂教授就广泛地开展全国范围内的宣传。师怀堂教授在云南举办了15期培训班，乔正中、祁越在广州、深圳等地进行演讲、办班培训、交流经验，传播新九针技术，培养了很多能够继承该项技术的临床医生。从1996年至今，新九针科研团队共举办70余期新九针培训班，培养了全国各地数千名医师，所有学员毕业后均可以熟练掌握新九针针具的操作方法。从1998年至今，新九针科研团队共已举办20期国际针灸班，为20余个国家培养了千余名学员，新九针疗法正在走出山西、惠及全国，走向世界。新九针疗法的部分内容自第7版《刺法灸法学》开始，纳入了中医药大学针灸专业本科教材，成为针灸专业学生必修内容。更为可喜的是，2018年8月，中国针灸学会新九针专委会成立，为新九针技术的学习推广搭建了更为广阔的平台。

（3）科研历程

1983年，新九针针具通过了山西省科技厅的科研成果鉴定，标志着新九针科研成果的正式认定；1990年，祁越主编的《九针新义》出版，这是对新九针临床运用的初步总结；1993 年，新九针技术及其针具申请了发明专利，标志着山西省针灸研究所新九针知识产权的确认；1998 年，新九针科研团队编写了《全国九针疗法培训教材》，对新九针技术的推广和普及起到积极的作用；1999 年，冀来喜教授主讲的《新九针》电视教学片出版，把新九针内容从文字上升为直观的影像资料；2000 年，国家中医药管理局将"新九针的临床应用"列为国家继续教育项目，这是新九针普及与发展的重要里程碑，也体现了国家对推广新九针的重视；2002 年，"'秩边透水道'针法治疗非菌性前列腺炎、前列腺痛"和"磁圆针治疗单纯性下肢静脉曲张"两项课题获得国家中医药管理局的资助，这两项课题的立项使新九针从临床的经验积累逐步上升为科学研究。此后，有关新九针的多项科研课题陆续得到国家科技部"十一五"和"十二五"支撑计划的资助、支持。

2002 年，《中医临床新九针疗法》出版，是新九针创始人师怀堂教授对新九针从基础到临床的一次全面总结，形成了完整的新九针疗法学术思想，对指导以后的新九针临床和科研有着积极的作用；2007 年，田文海撰写的《新九针火针疗法》和田建刚撰写的《新九针疗法》出版，使得新九针理论得到了进一步的完善和提高；2007 年，冀来喜教授主持的"新九针针具系列研究与应用"课题获国家科技部"十一五"支撑计划资助，同时，周然教授主持的国家科技部"十一五"支撑计划"食管癌等疾病的治疗技术"中有 6 项新九针技术；2008 年，"新九针疗法治疗颈椎病的临床研究"课题获山西省卫生厅资助；2010 年"锋钩针疗法治疗肩周炎的临床应用研究"课题获山西省科技厅资助，国家对新九针科研的投入给新九针的规范化和标准化发展提供了前所未有的历史机遇。2010 年冀来喜等撰写的《新九针治疗疼痛性疾病》及 2011 年祁越等撰写的《新九针临证实录》的出版，对新九针的临床应用进行了全新的总结。其后，《九针治杂病》《九针专家治疗精华集》《新九针》《秩边透水道》《磁圆梅针》《火针》等著作如雨后春笋般出版发行。值得一提的是，2018 年冀来喜教授的《针灸适宜病种优势技术组合治疗》的出版对新九针为主的优势技术进行了很好总结，将新九针的临床研究最新成果展示给了针灸学界。

1.4　新九针技术的创新

学术发展，强调继承，贵在创新。我们从祖国医学宝库中去发掘九针技术，终于在古九针的基础上研制出了新九针。经过 40 余年的推广和创新，新九针技术不仅广泛应用于临床各科，而且新九针理论不断丰富和完善。

在针灸临床针具单一、病种萎缩的今天，发扬多种针具结合，既重视每个针具的特异性，又强调发挥整体性，对扩大针灸治疗疾病范围，提高针灸疗效有着重要的现实意义。

1.4.1　新九针对古九针形状的改进

九针的形状早在《内经》中已有记载，师怀堂教授及其领导的科研团队结合临床实践对九针进行了大胆改进和创新。如：镵针久已失传，镵针在九针的基础上，末端延伸为直径 5 毫米的菱形锋利针头，由耐高温金属制作，便于高温烧灼消毒，针头锋刃可随时修磨，保持锋利。铍针主要是在九针的基础上，发展为火铍针，烧灼后烙割的针具。员利针与古员利针"末端尖锐、中部略膨大，针身反细小"不同，针尖部分与毫针相同，为尖而圆的松针形，针体通粗，并且比古员利针的长度长。细火针由耐高温材料制成，细若毫针，使之兼具针与灸的双重功效。三棱针在传统三棱针的基础上做了改进，其针具结构更合理：针柄由圆柱体改为六棱鱼腹状三棱椎体，针身由普通三棱椎体改为鱼腹状三棱椎体，针身长度较传统三棱针长。新九针对《内经》时代九针的外形特点进行了进一步的改进，使之更适应现代疾病的治疗。

1.4.2　新九针对现代科学技术的利用

新九针的研制是师怀堂教授及其领导的科研团队在研究经典医籍的基础上，并充分结合现代科学技术创制而成。如，镵针、铍针针体由耐高温金属制作，便于高温烧灼，并且在高温下针体不变形，不退火，针头部锋刃可随时修磨，保持锋利；火针则选取钨丝制作，能耐高温，不退火，不断裂，不弯曲，变形少，并且高温下硬度强、韧性好；锋钩针、三棱针、员利针、锃针、磁圆梅针、梅花针等均是现代合金材料制成，不仅满足使用需要，而且美观大方；梅花针的针柄是尼龙产品，具有良好弹性，且分成两节，便于拆装；磁圆梅针在古员针"箭其身而卵其锋""针如卵形"的基础上，加圆柱体针身，两端形成圆锥体状连接针头，并且有220毫米长的针柄；梅花针也有20多厘米长的针柄，操作时，利用针柄长度形成的力矩，产生用力轻而叩刺力不减的治疗作用，这是把物理学原理结合于新九针针具的创新典范。

1.4.3　新九针针具不断丰富

新九针针具比九针针具更为丰富，根据《内经》记载的古代员针及近代梅花针，并参照中国古代有关磁石治病的记载和现代磁疗原理，发明创制的新型针具——磁圆梅针，综合了员针、梅花针、磁疗 3 种治疗方法的治疗作用。针头一端为绿豆大球形，名曰"磁圆针"；另一端形似梅花针针头，名曰"磁梅花针"，体现了磁疗与针具运用的完美结合。锋钩针是参照九针之锋针和流传于民间的钩针二者的结构特点，经过数十年的研制、改革而发明的新型针具，把流传于民间的传统疗法纳入新九针体系。火针从《内经》记载的大针发展而来，经过发掘、整理有关火针方面的文献资料，自制了多种类型的火针。《内经》九针中无梅花针之称，系后人根据《内经》中的"毛刺法""半刺法""扬刺法"等针刺方法而创制。新九针中的梅花针针具较一般传统梅花针有以下特点：针柄弹性好，不易折断；针尖圆钝，叩刺时痛感轻；外表美观、携带方便。

1.4.4　新九针疗法中火的应用

火针疗法，源远流长，始于春秋战国时期，至今临床上仍在广泛使用。《灵枢》称为"燔针""焠刺"，《伤寒论》称"烧针"，《针灸资生经》称"白针"，《针灸聚英》《针灸大成》俱称之为"火针"。新九针的创立与使用过程中，火的应用也是其一大特色。火针疗法是将特制火针烧灼后刺入或点灼皮肤，或烙割、熨烫病变组织，用以治疗疾病的一种独特治疗方法。新九针火针疗法在继承了古火针的基础上，增加了火针的类型，使火针针具更适宜临床疾病的治疗。师氏火针治疗范围十分广泛，临床适用于内、外、妇、儿等各科的近百种病症，特别是近年来火针针法还开创了火针美容、火针治疗肛肠疾患等新的治疗领域。随着火针疗法的发展，把火的应用引入到锟针、铍针当中去，创造了火锟针刺法、火铍针－火锟针联合刺法等前人所未有的独特刺法，用以治疗外科疾患，疗效显著。

新九针中火的应用，一方面体现了在某些疾病上的寒因热用、热因热用，如类风湿关节炎的火针治疗等；另一方面用针操作时高温消毒，伤口处理完有不出血、不感染的优点，并且临床上应用可以代替灸法，减少了烟雾造成的污染。

1.4.5　新九针手法的创新

《灵枢·官针篇》曰"凡刺有九，以应九变""凡刺十二节，以应十二经""凡刺有五，以应五脏"，主要论述九针的不同刺法。

师怀堂教授在临床实践中发明了一种独特的运针手法，名之为"滞针手法"。这一手法可以持续地产生并保持强烈针感，提高疗效。采用滞针手法时，针与肌肉组织缠得很紧，用手提拔针柄，可感到针下沉紧，不能拔出；但和意外事故不同的是，手法滞针，只有针尖部与周围组织缠住。

"浅刺吊针"是在治疗面肌痉挛时摸索出来的一种新手法，同一穴位，同时刺入3根针，1直2斜，入针3毫米，刺入甚浅，针体下垂，随身体活动而摇摆，故名"吊针"。

另外，毫针刺血治疗血肿效果奇好。3只毫针并在一起，针头对齐，患处点刺出血，作用可替代三棱针，但痛楚较小，对小儿及痛阈较低者适用。

1.4.6　新九针开拓了针灸治疗新领域

新九针疗法辨证施针，针分主辅，合理配伍，系统治疗，对160余种病症具有显著疗效。这一疗法在很大程度上扩展了针灸的治疗范围，填补了针灸治疗方面的某些空白，开拓了针灸外科、针灸美容领域。

新九针疗法对一些中西医难以治愈的病症疗效独特。如：镵针治疗口腔黏膜白斑；火针治疗痹证、外阴白斑；梅花针治疗脑血管系统疾患；毫针"滞针手法"治疗术后肠粘连等；磁圆梅针治疗下肢静脉曲张，弥补了针灸学上的空白，也为非手术治疗静脉曲张增添了一种新的治疗方法。铍针外治法也为开拓现代针灸外科这一新的治疗领域，提供了十分宝贵的治疗手段。锋钩针可同时产生两种功能和作用，一是刺血的治疗作用，二是割治的治疗作用，对头痛及肩关节周围炎有特殊疗效。还有铍针等的外治法都为开拓现代针灸外科这一新的治疗领域，提供了十分宝贵的治疗手段。火针浅点祛斑、消痣、除瘊，扎耳孔干脆利索，不出血，不感染，开拓了针灸美容新领域，并对皮肤科疾患，如牛皮癣、白癜风、神经性皮炎、带状疱疹等，均有独特的疗效。

新九针在临床发展过程中形成了具有自身特点的六大特征：一是有效性，许多目前尚不明了发病机制的、治疗乏术的疾病，如口腔黏膜白斑、外阴白斑、类风湿关节炎、肩周炎、轻中度静脉曲张等，新九针疗法具有明显疗效。二是安全性，新九针疗法具有自然疗法的特点，它几乎没有副作用，治疗过程十分安全，针后基本没有不良反应。三是广泛性，新九针疗法对内、外、妇、儿等各科疾病具有广泛治疗作用。四是适应性，新九针疗法对施治环境有高度的适应性，几乎在任何日常环境条件下都可以进行治疗活动，所以特别适宜于农村、厂矿、部队、边境、山区等基层针灸工作者运用。五是易行性，新九针疗法操作较为简便，易为一般针灸工作者掌握。六是经济性，新九针针具价格低廉，广大基层针灸工作者完全有能力购买，并且施治费用低廉，广大患者乐于接受。

2. 新九针针具介绍

2.1 镵针

2.1.1 针具

（1）针具规格

镵针分针体与针柄两部分。针柄由木材或现代绝热材料等制成，长100毫米，圆柱体。针体由耐高温金属制作，便于高温烧灼，不变形，不退火，长40毫米，末端为5毫米菱形锋利针头。针头部锋刃可随时修磨，保持锋利。（图1）

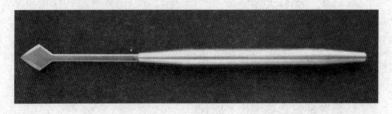

图1 镵针

（2）针具检查与保养

①检查：治疗前应先检查针具，如镵针针刃变钝，应及时打磨后再使用。

②保养：选用高温、高压消毒法消毒针具，以保持其针刃锋利度，增加针具使用寿命。每次使用完后要及时将针刃清理

干净。

2.1.2　适应证

镵针具有浅刺肌表、泄散阳热及美容功效。临床用于：

（1）内科疾病

感冒、慢性胃炎、胃溃疡、周围性面神经麻痹等。

（2）皮肤科疾病

丝状疣、湿疹、黄褐斑、痤疮、脓疱疮等。

2.1.3　禁忌证

严重的感染、溃疡和创伤部位慎用；瘢痕、恶性肿瘤、严重的静脉曲张部位禁用；凝血功能障碍性疾病禁用；施术部位有重要神经血管而施术时无法避开者禁用；高血压、糖尿病患者血压、血糖控制不良者禁用；情绪高度紧张、体质极度衰弱或过度疲劳者慎用。

2.1.4　操作规范

（1）持针法

右手拇指、中指、食指三指持笔势捏持针柄。（图2）

（2）体位

据施针部位选取坐位、卧位。

（3）消毒

①针具：高温、高压消毒，塑封备用；或酒精灯烧灼消毒。

②针刺部位：碘伏或安尔碘擦拭消毒。

（4）操作方法

①划割法：在选定部位划割，以微出血为度，常用划割部位和方法如下：

口腔黏膜划割法：以针头部锋刃，在口腔内颊黏膜的横形条索状白斑或紫斑上进行垂直划割，割至出血为度。每针划割长度以1厘米左右为准。可根据条形斑之长度酌情决定所划割之针数。（图2）此法适用于多种胃肠疾患、面神经麻痹等。

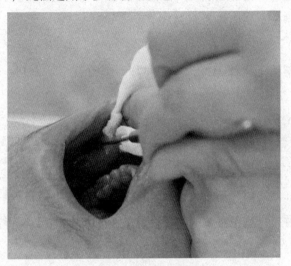

图2　镵针持针法及划割法

耳壳划割法：耳部穴位划割以针尖轻微划割耳内侧、背侧之穴位。可按耳穴定位选取划割部位，每次以3~5穴（处）、微出血为度。耳背静脉划割用针尖轻微划割耳背静脉，以稍出血为度。一般1次划割两三处浅静脉。以上耳壳划割方法适用于治疗某些皮肤疾患（如湿疹、黄褐斑等）。

背部腧穴划割：即在背部腧穴进行划割，如在治疗外感风邪所致的疾病时，可选取背部足太阳经穴、督脉经穴划割。

②切割法：

体表赘生物切割法：治疗体积较小的赘疣，可以左手持止血钳或镊子将赘生物提捏，右手持镵针在酒精灯上烧红，迅速在赘生物根部横向切割，再辅以火锓针、三头或平头火针等局部烙刺以彻底根除。

痈疡脓疱切割法：对已化脓的痈肿疮疡，可用镵针直接割治排脓或镵针酒精灯上烧红后割治排脓。操作时应以镵针针头前两个针刃中任意一面作为切割治疗面。

（5）疗程

划割法 7 天 1 次，3～5 次为 1 个疗程。切割法一般 1 次即可。

（6）注意事项

①运用划割法时，应把握好划割深度与力度。一般以划破表皮出血为度，不宜过深，否则有引发皮肤感染、口腔溃疡之虞。

②运用切割法切割赘疣，针要烧红，操作迅速，尽量一次性完成，并且操作位置要略高于正常皮肤表面，再以火针修补，否则位置过深会损伤真皮层，形成瘢痕。

③割治脓疡时，针体刺入深度要适宜，否则可将脓疡引深，加重病情。

2.2　磁圆梅针

2.2.1　针具

（1）针具规格

磁圆梅针分为针体与针柄两部分。

①针体：针体又分为针身与针头两部分。针身中部为圆柱体，两端形成圆锥体状；针头连接于针身两端，其中一端为绿豆大的球形，名曰"磁圆针"，另一端形似梅花针针头，名曰"磁梅花针"。

②针柄：针柄分两节，两节间由螺旋丝口衔接，前节较细，长120毫米；后节较粗，长100毫米。

针体与针柄由螺旋丝口联接成T形。（图3）

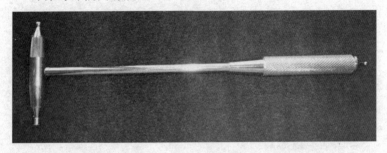

图3　磁圆梅针

（2）针具检查与保养

①检查：检查针头、针柄螺丝口是否有松动。

②保养：严防摔、碰、撞，勿受高温、高压，以保护磁块；针头部分勿着水，防止生锈，要保持干燥。

2.5.2　适应证

磁圆梅针具有舒经活络、调和气血、平衡阴阳、扶正祛邪的治疗作用。常用于以下疾病的治疗：

（1）内科病症

胃下垂、急慢性胃炎、慢性肠炎、泄泻、神经衰弱、动脉硬化等。

（2）外科病症

软组织损伤、肩周炎、颈椎病、蚊虫叮伤、跌打损伤所致血瘀肿痛、静脉曲张、鹅掌风、风湿性及类风湿性关节炎、肱骨内、外上髁炎、脱肛、神经性皮炎等。

（3）妇科病症

如子宫脱垂、不孕症等。

（4）儿科病症

如小儿腹泻、小儿遗尿等。

（5）耳鼻喉科病症

耳鸣、耳聋。

（6）保健

防病健体、乌发美容。

2.5.3 禁忌证

患有血友病者或其他出血倾向患者不宜重叩；孕妇不宜使用；体内植入金属者禁用，如起搏器植入者；施治部位有皮肤感染、肌肉坏死者禁用；施治部位有红肿、灼热或深部有脓肿者禁用。

2.5.4 操作规范

（1）持针法

以右手拇、食指握持针柄中部，中指、无名指轻握针柄后部，小指轻托针柄末端，使虎口向内，针头垂直。（图4）

（2）体位

体位据施术部位选取，以利于操作且患者舒适为原则。头部经穴选取坐位；面部经穴、任脉、手三阴、手三阳、足阳明、足少阳经穴选取仰卧位；督脉、夹脊穴、足太阳经穴选取俯卧位。

（3）消毒

针具和针刺部位均采用酒精擦拭消毒。

（4）刺法

手臂悬空，右肘屈曲为90°，以腕部运动形成主要的叩击力

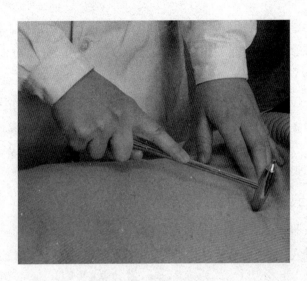

图 4　磁圆梅针持针法

量，同时运用中指、无名指、小指的撬力。腕力与指力两者巧妙配合，灵活"弹刺"。

（5）刺激强度

①轻度刺激：局部皮肤无明显改变，叩刺时仅有振动感。

②中度刺激：叩刺至皮肤潮红，第 2 天皮下有黄青色斑点。

③重度刺激：叩刺时皮下痛感明显，叩刺后皮下出现黄青色斑点，随即转为青紫色斑点。

（6）补泻手法

①迎随补泻法："迎而夺之"为泻，即逆经脉循行方向叩刺为泻；"随而济之"为补，即顺经脉循行方向叩刺为补；沿经脉来回叩刺，为平补平泻。

②轻重补泻法（徐急补泻）：虚证轻叩为补，实证重叩为泻，中度手法叩刺为平补平泻。

③取穴补泻法：配合辨证取穴及轻重补泻综合实现。比如头

晕面赤、血压高属实证，当取肾经涌泉重叩；脾虚泄泻，当取天枢（双）、水分、足三里（双）、气海（双）、梁丘（双），轻叩。

（7）临床常用叩刺方法

①经脉叩刺法：单纯循经脉走行叩刺经脉。可视病情叩刺一条或数条经脉，也可叩刺一条或数条经脉中之一段或几段。

②穴位叩刺法：单纯叩刺腧穴。一般来说主穴可重叩或多叩，配穴则轻叩或少叩。

③局部叩刺法：叩刺患部或患部周围（如皮肤病等，由外周向中央叩刺，至皮屑脱落充血为度）。

④穴位按压法、磁感应法：以磁圆针头按压穴位，感应磁场。

（8）操作要领

①基本手法：每个穴位一般以叩刺5~20下为准。频率的快慢、手法的轻重，要看穴位处肌肉肥厚和薄瘦来定。

②辨证施治：结合患者体质情况施治，绝不能生搬硬套。视不同病症、所属经脉辨经取穴，主穴采取重叩，配穴用轻叩手法。里病宜重叩，表病宜轻叩。无论久病、新病，叩刺时都应该以得气为主。

（9）疗程

每天1次，10次为1个疗程。

（10）注意事项

①每个穴位一般以叩刺5~20下为准。

②频率的快慢、手法的轻重，要看穴位处肌肉肥厚和肌肉薄瘦来定，关节部位及肌肉比较削薄的位置应轻叩或不叩。

③叩刺时手法应由轻到重，以自身能够耐受为度，手法不可

过重，以免引起不良反应。

④要视不同病症、所属经脉辨经取穴，主穴采取重叩，配穴用轻叩手法。

⑤如叩刺后体表出现青紫斑，切勿惊慌，不需处理，数天后自行消失。有些病症叩出斑变反而可加强疗效。

⑥各种叩刺方法既可单独应用，又可配合应用。

2.3　鍉针

2.3.1　针具

（1）小鍉针

小鍉针的总长为120毫米，分针体与针柄两部分。针体长30毫米，由耐高温金属材料制作，分针身与针头两部分。针体末端延伸为绿豆大小的球形针头。针体固定在针柄上。针柄长90毫米，由优质木材或现代绝热材料制成。（图5）

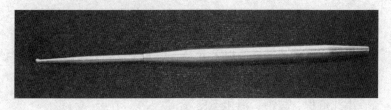

图5　小鍉针

（2）火鍉针

火鍉针除针头较小鍉针增大2～3倍外，余均与小鍉针同。（图6）

2.3.2　适应证

鍉针主要用来点穴通经、祛病生新、美容，可治疗以下

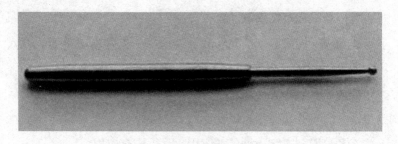

图6 火锟针

疾病：

（1）内科疾病

哮喘、慢性胃炎、慢性结肠炎、便秘、性功能障碍、失眠、头痛等。

（2）外科疾病

风湿性及类风湿性关节炎、软组织损伤、小血管瘤、疣赘、色素痣、老年斑、外痔、久不愈合溃疡面、肛裂、瘘管、颈部淋巴结核等。

（3）妇科疾病

痛经、宫颈糜烂、阴道炎等。

（4）儿科疾病

小儿疳积、腹泻、消化不良等。

（5）其他疾病

慢性咽炎、扁桃体炎、复发性口腔溃疡等。

2.3.3 禁忌证

急性以发热为主的疾病、危重症患者及孕妇慎用；疲劳过度、饥饿和精神紧张的患者不宜采用；身体极度虚弱的患者当慎用；严重的心脏疾病患者慎用；糖尿病血糖控制不良者、瘢痕体质者禁用。

2.3.4　操作规范

（1）持针法

以刺手拇、食、中3指持钢笔姿势紧握针柄，然后在选定的穴位或阳性反应点按压、点揉，以取得针感为度，也可以点痕做标记。（图7）另一种持拿方法是以刺手横握针柄，拇、食指用力捏持针柄前部，循经刮摩皮肤，以潮红或出现红疹为度。

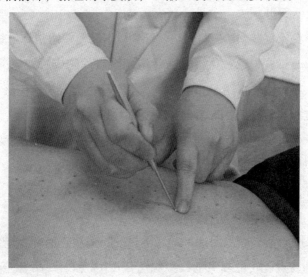

图7　小锟针持针法

（2）操作方法

①冷锟针刺法：

治疗刺法：在选定的部位、穴位或刺激点等处按压片刻。针柄与皮肤呈80°左右角，作小幅度旋转，形成明显凹坑，出现针感为度。一般多用于内科、儿科病症，如小儿疳积、腹泻、消化不良等，以及某些外科病症，如关节损伤、软组织损伤等。

穴位标记法：初学者标记穴位使用。用锟针在将要使用其他针刺工具刺激的部位用力按压，使将要被针刺处的皮肤形成明显凹坑，作为针刺标记。尤其适用于初学火针者在火针施治前进行穴位标记。

穴位标记法主要用于寻找压痛点、疾病反应点、阿是穴，如肩周炎、腱鞘炎、足跟痛、网球肘等在治疗前选穴时即可使用穴位标记法。

②火锟针刺法：

单纯火锟针刺法：将火锟针针头根据需要在酒精灯上烧1～2分钟，至针头发热或微红，在特定刺激点灼刺或患处局部烙烫。单纯火锟针刺法常用于一般外科病症，如小血管瘤、疣赘、色素痣、老年斑、外痔、久不愈合溃疡面、肛裂、瘘管等。

火铍针、火锟针联合刺法：先用火铍针迅速烙割病变组织，以切割至皮肤相平为度；然后以火锟针烙烫、修补结痂，可强化止血作用。火铍针、火锟针联合刺法常用于皮肤赘生物，如高凸的疣、瘤、瘊等。

火锟针隔药膏温灸法：锟针烧热，隔伤湿止痛膏或麝香虎骨膏等药膏点灸穴位或患部，接触药膏1～2秒，观察膏药颜色变化，切勿烫伤皮肤！适用于风寒湿痹证、风湿性及类风湿性关节疼痛。该法虽仿艾灸方法，但无烟雾、无污染；虽仿火针，但较火针作用力度大，不直接刺激皮肤，且合并有药物作用。

火锟针烙刺法：持针时用中、食指夹住针柄，拇指指腹压在针尾端。让患者张口，并发"啊"音。医者左手持压舌板压患者的舌根部，右手持针，在酒精灯上将针头烧1～2分钟，将针迅速伸进口腔，对准化脓或肿大的扁桃体或咽后壁的滤泡，快速滑烙，使局部黏膜变白后出针。主要用于治疗扁桃腺炎或化脓性扁桃腺炎、咽炎、咽后壁滤泡。

（3）疗程

冷锟针刺法每天1次，10次为1个疗程；火锟针刺法以知为度，1~2次即可。

（4）注意事项

①锟针点穴法一般作为新九针疗法治疗前的辅助方法，有标记定位、激发经气的功效。

②冷锟针刺法多用于因糖尿病等疾病不宜针刺者，或针灸不耐受者，如体弱患者或小儿。

③火锟针应用时，必须掌握好烧针的度。针头未放置于酒精灯外焰、烧针时间过短都有可能导致针头温度低，对病变组织烧灼不到位，疗效不佳；而烧针时间过长又可能导致对病变组织过度烧灼，造成不必要损伤。

④火锟针进行局部烙刺时，必须掌握好治疗面积，一般以不超出病变范围为宜。

2.4　锋钩针

2.4.1　针具

（1）针具规格

锋钩针由不锈钢制作，整体长14厘米，分针柄、针身、针头3部分。针柄中部呈六角柱体；针柄两端延伸为有一定锥度的圆锥体，即针身；针头为针身末端钩尖部分，与针身呈135°角。3面有刃的锋利钩尖部分，长3毫米。两端针头，大小各异，或刃向各异。（图8）

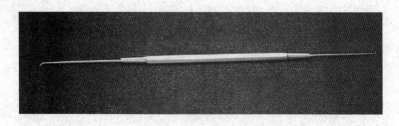

图8　锋钩针

（2）针具检查与保养

①检查：锋钩针为治疗工具，使用前必须对针具进行检查，以免影响进针和疗效。检查时要注意：针头钩尖锋利无毛钩，光洁度高，刃向适度；针身光滑挺直；针头、针身角度正确。

②保养：锋钩针因其制作特点和工艺，决定其为一种临床反复使用的针具。这就要求我们必须注意针具的保养，否则针具损坏势必会增加患者的痛苦。针具保养需做到以下几点：消毒时应用纱布或棉球包裹待消毒的针具，以避免针身和针尖受到损伤；针盘内应垫衬纱布、棉花，针具要平放；暂不使用的锋钩针，洗净后应用软布擦拭干净，以软管（如一次性输液器管）套住针尖及针身部，放入新九针针包内。

2.4.2　适应证

锋钩针具有宣通脉络（包括蠲痹通络、解痉缓急、祛瘀散结）、疏导气血（包括行气止痛、宣肺定喘、调经摄血）、泄热散滞（包括清热泄火、醒神开窍、清热通淋）的治疗作用。主要用于：

①急慢性软组织损伤性疾病或久而不愈的顽固性疼痛：肩关节周围炎、颈椎病、膝关节骨性关节炎、网球肘、背肌筋膜炎、肌腱韧带炎、腰背肌劳损、腱鞘炎等。

②头面五官疾病：急性结膜炎、睑腺炎、急慢性鼻窦炎、过敏性鼻炎、急性扁桃体炎、急慢性咽炎、神经性头痛、眉棱骨痛等。

③部分内科病：中风后遗症、支气管炎、哮喘、胃痉挛等。

2.4.3　禁忌证

严重的感染、溃疡和创伤部位禁用；瘢痕、恶性肿瘤、严重的静脉曲张部位禁用；凝血功能障碍性疾病患者禁用；施术部位有重要神经血管或重要脏器而施术时无法避开者禁用；高血压、糖尿病患者慎用，应将血压或血糖控制在理想水平再施治；小儿囟门未闭合者禁用，妊娠期妇女慎用；大惊、大恐、大饥、大饱、酒醉或过度疲劳时，不应立即治疗，以防晕针。

2.4.4　操作规范

（1）持针法

右手拇、食、中3指持捏针柄，中指置于针身下部，微露针头，呈持笔式。（图9）

（2）体位

根据施治穴位选择仰卧位、侧卧位、俯卧位、仰靠坐位、俯伏坐位及侧伏坐位等。

（3）定点

锃针按压标记。

（4）消毒

①针具：高温、高压消毒，塑封备用。

②针刺部位：碘伏或安尔碘擦拭消毒。

（5）刺法

临床常用的锋钩针刺法有点刺、挑刺、刺络。

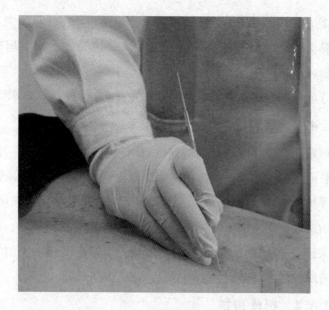

图9 锋钩针持针法

①点刺法：所谓点刺，就是以锋钩针刺激某一点作为施治部位，为特有的一种刺法。这种"点"可为经穴，也可为痛点。点刺法是锋钩针疗法中最常用的刺法。针刺可深可浅，视病情需要辨证施治。对痛点的确定，应反复比较，力求准确。

②挑刺法：所谓挑刺法，就是运用锋钩针挑断皮下纤维组织、脂肪以治疗疾病的方法，由锋针挑刺发展而来。临床运用可深可浅，浅则将腧穴或反应点皮肤挑破，使之出血或流出黏液，多用于背部腧穴或反应点；深则钩割挑断部分肌纤维，松解挛缩，多用于关节部位。

③刺络法：所谓刺络法，就是运用锋钩针在腧穴或一定部位上刺破血络，用以放血治病。刺络法来源于《内经》"锋针"主"痛热出血""以发痼疾"之说。操作时应在拟刺络脉局部用指揉按片刻，使其充血，或以止血带局部结扎，使局部血脉充盈，碘

伏消毒后，手持锋钩针，对准已消毒的络脉用力深刺、疾出，然后轻轻挤压针孔，使其出血，必要时可配合拔罐放尽恶血，再用消毒棉球擦拭针孔。本法适用于热证、痛证、血瘀证等。

（6）进针法

①指切进针法：将左手拇指或食指指甲在欲刺的腧穴紧切，右手持针柄，使锋钩针距指甲约 1 厘米，快速刺入皮下。指切法在进针中结合右手的操作，可以使进针不痛。本法适用于全身腧穴和部位。使用本法应注意，医者指甲不能太尖；指切力量应适度，不能过重，以免损伤皮肤。

②舒张进针法：左手手指平伸舒张，食、中指分开，将欲刺之腧穴暴露其间，或用拇、食两指用上述同样方法暴露腧穴，将腧穴的皮肤向两侧撑开绷紧，右手持针，在食、中指或拇、食指之间刺入。本法适用于腹部或皮肤较松弛的部位及年老体瘦者的腧穴或部位。

③提捏进针法：左手拇指、食指捏起穴位处的皮肤，刺手持针从捏起皮肤的上端，对准欲刺之腧穴刺入。本法适用于针刺皮肉较浅薄处的腧穴，如印堂、攒竹、地仓等穴。操作时应注意，提捏时不宜将皮肉捏之过紧，提捏时可以轻轻搓动皮肤，这样可分散患者的注意力，也可减轻针刺的疼痛。

（7）出针法

退针时首先要顺着弯钩进针方向反向退出。退针时若有滞针现象，切忌急躁、粗暴拔针。退针完毕后，局部应覆盖创可贴，1 天之内局部避免着水，保持清洁。

（8）操作要领

临床施用锋钩针要求手法熟练，双手协作，全神贯注，操作

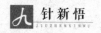

要做到"准""快""达"三字诀。

①"准"即定位准确。定位，是指根据病情辨证施治，选择欲针刺的腧穴或部位。腧穴是人体脏腑经络之气输注于体表的特殊部位，为经气转输之处，既是疾病的反应点，也是锋钩针施术之处。定点准确与否，直接关系到疗效好坏。因此，应当仔细地、反复地寻找其病所或疼痛反应点，以及"主其病"的腧穴。如何准确定位？"揣而寻之，凡点穴，以手揣摸其处"（《针灸大成》）。一般采用拇指按压，根据患者肢体局部的病情和患者对按压感觉的反应，确定针刺的部位。按压时指力应均匀，并作反复比较，仔细核对。部位确定之后，用锟针按压做标记。

②"快"即进针快捷。锋钩针进针要求轻快、敏捷。右手持针，在左手配合下，对准选定腧穴（或部位），在患者不注意的情况下将针尖瞬间刺入皮下。由于进针的速度飞快，动作轻捷，故患者往往无明显疼痛感觉。临床中必须反复练习指力、手法，熟练掌握无痛进针的技巧。因为少数初诊患者难免出现紧张心理，若进针不痛，将为以后的治疗创造有利的条件。

③"达"即针刺到位、刺激充分。采用锋钩针钩割疗法治疗病位在里的疾病时，不可盲目施法，随意出针，必须待针刺入深达病位方可施以反复钩割、提插、推刮等手法操作，直至局部完全松解，手下无紧滞感方可出针，否则不会取得满意疗效。

（9）疗程

一般3次为1个疗程，治疗急性病2~3天1次，治疗慢性病7天1次。

（10）注意事项

做好患者的解释工作；熟练操作，减少疼痛；合理选择适应证，严格掌握禁忌证。异常情况的处理与预防：临证须谨慎操作，避免晕针、滞针、折针、血肿、创伤性气胸等异常情况出现，一旦出现异常情况必须及时对症处理。

2.5　铍针

2.5.1　针具

（1）针具规格

铍针分针体与针柄两部分。针柄为圆柱体，由优质木材或其他绝热材料制成。针体的针头为宝剑形状的长方矩形，长 20 毫米，宽 5 毫米，尖端与两边均为锋利刃，由耐高温金属制作，在高温条件下，不退火，不易折，保持施治时所需的刚度与韧性；针头经高温烧灼后使用，可彻底消毒。（图 10）

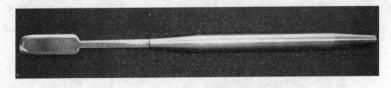

图 10　铍针

（2）针具检查与保养

①检查：治疗前应先检查针具，如铍针针刃变钝应及时打磨后再使用。

②保养：选用高温、高压消毒法消毒针具，以保持其针刃锋利度，增加针具使用寿命。每次使用完后要及时将针刃清理干净。

2.5.2　适应证

铍针可祛赘美肤。主要用于肛肠科疾病，如肛肠息肉、陈旧性肛裂、松皮外痔等；皮肤赘生物，如较大赘疣、良性皮肤瘤、肉瘤等。

2.5.3　禁忌证

严重的感染、溃疡和创伤部位慎用；瘢痕、恶性肿瘤、严重的静脉曲张部位禁用；凝血功能障碍性疾病患者禁用；施术部位有重要神经、血管而施术时无法避开者禁用；高血压、糖尿病患者血压、血糖控制不良者禁用；情绪高度紧张、体质极度衰弱或过度疲劳者慎用。

2.5.4　操作规范

（1）持针法

右手拇指、食指、中指横持针柄，针锋朝内，针柄朝外。（图11）

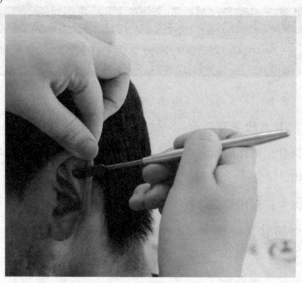

图11　铍针持针法

（2）体位

据施针部位选取坐位、卧位。

（3）消毒

①针具：高温、高压消毒，塑封备用；或酒精灯烧灼消毒。

②针刺部位：碘伏或安尔碘擦拭消毒。

（4）操作方法

①治疗皮肤疣赘、瘤、痣：将铍针在酒精灯上烧至发红发亮。左手持止血钳或镊子，夹持提拉病变组织。右手持烧红的铍针，对准病患根部，齐根灼割之，动作要迅速。观察数分钟，伤口如有渗血或切割不平整，用火针或火锭针修补，然后常规包扎。

②治疗脓肿痈疡：常规消毒患处皮肤，将铍针在酒精灯上烧红，以均匀稍慢的速度切开脓疡处皮肤，使脓液流出，用锭针或其他辅助手法使内容物流尽，拔罐至脓完血出，包扎伤口。

③治疗粉渣瘤、腱鞘囊肿：铍针酒精灯烧红后切开，挤出内容物，火锭针烫灼破坏瘤壁或囊壁，包扎。

④治疗肛裂：常规消毒，铍针用酒精灯烧至微红，烙烫肛裂口，火锭针修复。

（5）疗程

一般1次即可。

（6）注意事项

①烧针要到位。临证时一定要将铍针烧红，方能迅速切割病变组织，减少患者痛苦。

②治疗脓肿痈疡时，只需将病变部位表皮切开放出内容物即可。不可切入过深，将脓菌引入深部正常组织，加重病情。

2.6　员利针

2.6.1　针具

（1）针具规格

员利针分为针尖、针体、针根、针柄和针尾。相当于22~26号毫针，长度75~125毫米不等。员利针的针尖宜圆而不钝，利而不锐。（图12）

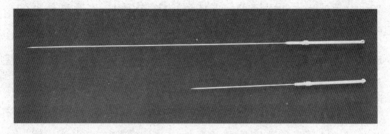

图12　员利针

（2）针具检查与保养

使用前检查针尖是否有毛钩，针身是否有锈迹，针柄是否有松动；保护针尖不受损，滞针手法中注意保护针体，出针时若牵带出肌纤维组织，出针后应清理干净。

2.6.2　适应证

员利针可松筋通络、蠲痹止痛。主要用于以下疾病：

（1）腰腹部各种慢性软组织损伤引起的顽固性疼痛

腰三横突综合征、腰椎间盘突出症、坐骨神经痛、梨状肌综合征等。

（2）神经系统疾病

偏瘫、截瘫、小儿麻痹后遗症、三叉神经痛、格林－巴利综合征等。

（3）运动系统疾病

风湿性及类风湿性关节炎、强直性脊柱炎、脊柱关节病、骶髂关节炎、股骨头坏死、膝关节骨性关节炎等。

（4）消化系统疾患

急慢性胃炎、肠炎、胃下垂等。

（5）泌尿生殖系统疾患

泌尿系感染、前列腺炎、闭经、遗精、阳痿等。

2.6.3　禁忌证

一切严重内脏病的发作期应禁用；施术部位有红肿、灼热，皮肤感染，深部有脓肿者或肌肉坏死者应禁用；施术部位有重要神经血管或重要脏器而施术时无法避开者应禁用；患有血友病者或其他出血倾向者应禁用；体质极度虚弱者，在身体有所恢复后再施行治疗；血压较高，且情绪紧张者应禁用；糖尿病血糖控制不良者应禁用。

2.6.4　操作规范

（1）持针法

右手拇、食、中3指持捏针柄，左手拇、食、中3指置于针身下部，微露针头。（图13）

（2）患者体位

据施术部位选取，以利于操作且患者舒适为原则。针刺穴位的顺序是自上而下，若一个患者须采用3种体位时，先针背部，再针侧部，后针腹部。即先请患者取俯卧位，再取侧卧位，最后取仰卧位。对初诊惧针的患者，可先针刺其不易看到的穴位，如

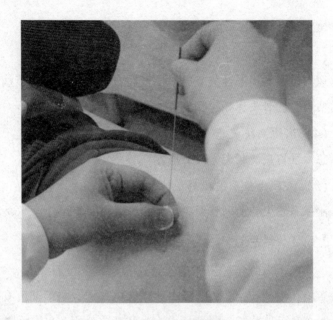

图 13　员利针持针法

腰部或臀部的穴位，以避免患者紧张。此外，在特殊情况下，应根据当时的具体情况，周密考虑，然后再决定如何操作。总之，以减轻患者痛苦，免除其紧张，而又便于施术操作为主。

（3）定位

锟针点压定位。

（4）消毒

①针具：高温、高压消毒，塑封备用。

②针刺部位：酒精棉棒擦拭消毒。

（5）进针法

①双手扶持进针，刺手执针，使针尖抵触穴位，然后押手配合，利用指力和腕力，压捻结合，迅速刺过表皮。

②进针角度分为直刺、斜刺和平刺。直刺，为针身与所刺部

位皮肤垂直呈 90°角；斜刺，为针身与所刺部位皮肤呈 45°角；平刺，指针身与所刺部位皮肤呈 15°角。

③进针深度，根据年龄、形体、部位、病情、反应等条件决定。

（6）得气与行针

①得气：也称针感，是指针刺入腧穴后所产生的经气感应。医者会感到针下沉紧，患者则感觉酸、麻、胀、痛或蚁行、水流、触电、冰释感，以及凉、热、痒、肿等感觉，这种感觉可在局部，也可沿着一定方向与部位传导。

②行针手法：提插、捻转是基本手法；辅助手法是循法、刮柄法、弹柄法、搓柄法、摇柄法、震颤法，还有其他许多补泻手法。员利针进针后，一般即有较强的感觉。若需强刺激可提插 1 ~2 次，针刺后有一种放电感效果最佳。如用于肌肉萎缩患者，可用卷肌提插法，即针刺入后，针体向一个方向捻转，以转不动为度。此时肌纤维已缠住针体，然后上下提插数次。提插 2 ~3 次为中度刺激，留针不提插为弱刺激。

（7）针刺原则

视患者体质、病情、部位等灵活采取针刺方法。肌肉丰隆处（如臀部）宜深刺，肌肉浅薄处和深部有重要脏器的部位（如头颈、背部、胸腹部）宜浅刺或沿皮刺。

对各类麻痹、瘫痪、急性病宜用强刺激不留针。对于慢性病宜留针而不加大刺激。对神经反应迟钝的人宜强刺激，对神经敏感者则宜弱刺激，快速刺入即可出针。

（8）出针

达到针刺目的即可出针，出针时应以挤干的酒精棉球按揉针孔，以免出血。对于实热证可不按压，针孔流出少量血液反而效果更佳。

(9) 疗程

隔天1次或7天2次，5次为1个疗程，2个疗程间休息3天。

(10) 注意事项

①熟知解剖知识：员利针异于毫针，它对肌体组织刺激较大，因而需要掌握人体各部的形态结构、熟知解剖学知识，以免发生意外。

②严格消毒：由于员利针需要扶持进针，同时刺激皮肤、组织面积较大，如消毒不严，易导致感染而引起不良后果。

③避免刺伤大动脉与大静脉：在静脉与动脉显露处或表浅处应注意避开而进针。深刺时若刺中血管，患者觉针下剧痛或针体有跳跃感应立即停针不动，再将针慢慢提起，压迫针孔片刻。

④避免刺伤内脏：胸背部易伤内脏的穴位禁深刺。腰部亦不宜深刺，免伤肾脏。针刺上腹部穴位要检查肝脾是否肿大，针刺下腹部穴位时需排空小便。

⑤防止晕针：由于员利针刺激强烈，加之针粗易使患者产生恐惧，发生晕针的可能性较大。因此，要事先注意患者的体质、神态，了解患者对针刺反应的耐受力。特别是对初次治疗的患者，要了解以前的治疗情况。对精神紧张的体弱患者宜做好解释工作，手法适当减轻，并尽量采用卧位。对饥饿、大汗、大泻、大吐、大出血及过度疲劳者应禁针。

⑥遗留针感：员利针刺激比较强烈，出针后易遗留较强的酸胀感和牵引感，这种现象可逐渐消失。

⑦局部红肿：若出现局部红肿、微量出血或针孔局部小块青紫，一般为刺破局部小血管所致，不须处理可自行消散。如局部青肿，疼痛较剧，可在 24 小时后局部按摩或热敷以助消散。

2.7　长针（毫针）

长针是古九针中的一种，与新九针中长度为 150 毫米左右毫针基本一致，因而新九针将古九针中的长针归类为毫针体系中，针法也基本与毫针相同。

2.7.1　针具

（1）针具规格

长针又称芒针，针身较长，用弹性、韧性好的细不锈钢丝制成。长针具备针柄无松动，针身挺直光滑、坚韧而富有弹性，针尖圆而钝，利而不锐，呈松针形等优点，便于临床应用。一般以直径为 0.34～0.30 毫米（29～31 号），长短为 125～200 毫米较为常用。

（2）针具检查与保养

①检查：针身是否有弯曲折痕，针尖是否有钩刺，针柄是否有松动。

②保养：操作时缓慢捻转进针，切忌手法粗暴导致针身弯折，针尖有钩刺者及时打磨。

2.7.2　适应证

长针具有通调腑气、疏理气机、通关过节、透刺达邪的功效，常用于治疗以下疾病：

（1）泌尿生殖系统疾病

癃闭、月经不调、痛经、闭经、子宫脱垂、前列腺炎、前列腺增生、泌尿系感染等。

（2）神经系统疾病

中风、瘫痪、昏迷、癫痫、神经根炎等。

（3）疼痛性疾病

风湿性关节炎、腰肌劳损、坐骨神经痛等。

（4）消化系统疾病

胃炎、胃下垂、胃及十二指肠溃疡等。

（5）呼吸系统疾病

哮喘、咳血等。

2.7.3 禁忌证

一切严重的内脏病发作期应禁用；施术部位有皮肤感染、肌肉坏死者应禁用；施术部位有红肿、灼热，或在深部有脓肿者应禁用；施术部位有重要神经血管或重要脏器而施术时无法避开者应禁用；患有血友病者或其他出血倾向者应禁用；体质极度虚弱者，在身体有所恢复后再施治；血压较高且情绪紧张者应禁用。

2.7.4 操作规范

（1）持针法

一般为双手持针，刺手拇指、食指、中指持针柄呈执笔状，押手拇指、食指、中指持针身，距离针尖 3～4.5 厘米。（图14）

（2）体位

根据施治穴位选择仰卧位、侧卧位、俯卧位、仰靠坐位、俯伏坐位及侧伏坐位等。若一个患者须采用 3 种体位时，则先请患者取俯卧位针背部，再取侧卧位针侧部，最后取仰卧位针腹部。

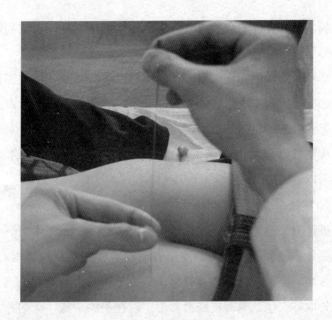

图 14　长针持针法

（3）定位

锟针点按定位。

（4）消毒

①针具：高温、高压消毒，塑封备用。

②针刺部位：酒精棉球常规消毒。

（5）刺法

长针专用于深刺和沿皮下透刺。长针疗法，又称为透刺针法、过海针法。

①针刺的角度：直刺，用于腹部、臀部及侧腹深处；斜刺，用于腰背部及臀部肌肉丰满之处，或肘膝关节上下斜刺；平刺，又称沿皮刺，用于头面部及背胸部有重要脏器的体表部。另外，还有一些直刺或斜刺均不能直接到达需要深刺的特殊穴位，可运

用弯刺，随着针体的自然弯曲恰当地变换角度与方向，达到深刺的目的。

②针刺的深度：应根据患者的体型、病情需要、腧穴部位及针刺感应等因素来决定针刺的深度，不可过于拘泥。如针刺过深会给患者带来不良的刺激，过浅会影响治疗效果。一般针刺部位内无重要脏器、肌肉丰满的腹部可深刺；面、胸、背宜平刺透穴，可以一针透几穴。

（6）进针法

进针时要避免疼痛，尽量达到无痛进针。临床施术时，一方面，要分散患者的注意力，使患者消除对针刺治疗的恐惧心理；另一方面，要注意针具是否合格，指力是否有力和运用适当。进针时先取好穴位，局部皮肤消毒后，以押手的中指、无名指、小指屈曲于皮肤上，用力固定，再以拇、食指夹住针身；以刺手执针柄，使针尖抵触穴位，运用指力、腕力和臂力，与押手同时用力，压、捻结合，迅速刺入表皮，穿皮时手法操作要敏捷，以减轻患者的痛感，捻转幅度宜小，最好在180°～360°，徐徐捻进，达到预定深度。

（7）进针后手法

①捻转：当进针达到一定深度后，施以捻转手法，在针体进出过程中，始终使针处于捻转之下的转动状态。在捻转时须轻捻缓进，左右交替，并以拇指对食指、中指的前后捻动为主，切忌只向同一个方向捻转，以防针身被肌纤维缠绕，增加患者的痛感或滞针。此外，捻转的动作按一定的规律结合轻重、快慢、方向的不同要求，可达到一定的补泻作用。

②辅助手法：以押手食指轻轻向下循按针身，如雀啄之状，

同时刺手略呈放射状态变换针刺方向，以扩大针感。

③变向刺法：根据穴位的不同解剖特点，相应地改变押手所掌握的针刺角度，以使针尖沿着变换的方向，顺利深入。比如刺太阳穴，直刺仅能刺入 30 毫米许，为了深刺以治疗疾病，则在刺入 15~20 毫米深时变为斜刺，这时就要靠押手的准确动作来改变针刺的角度与方向，以达到针刺目的。如天突穴、面部透穴等均应采用变向刺法。

（8）得气

长针疗法一般以有得气感应为度。凡是属于虚证的，感应宜和缓；属于实证的，感应可稍强。操作时必须随时注意观察和询问患者的反应及感觉，以便及时改变针刺的方向和深浅。如患者有不正常的感觉，应立即停针。切勿盲目深刺，以防意外。

（9）出针法

施术完毕后，押手挟持轻提，刺手边捻边提，将针缓慢提至皮下，再轻轻抽出，以免出血或疼痛。若有出血，应立即以干棉球按压出血处，直至血止。

（10）施针原则

①选穴少而精：长针疗法亦应在脏腑、经络辨证的基础上进行，取穴宜少而精，如哮喘仅取天突 1 个穴位，运用特定的技巧和手法，即可奏止咳平喘、宣肺通气之功效。

②一针透多穴：从某一穴位进针后，可以根据治疗的需要，采用"点刺深透""斜刺平透""横刺沿皮透"等手法，从一个穴位向另一个或几个穴位透刺，也可进针后向几个方向分别透刺，如上脘向中脘、下脘透刺，膻中向鸠尾或向两侧乳根分别透刺，气海透中极，地仓透颊车等，达到针一穴

而收数穴之用。

（11）疗程

一般隔天 1 次，较急、较重患者可每天 1~2 次，连续 10 次为 1 个疗程，两个疗程之间，可休息 3~5 天。

（12）注意事项

①长针操作手法较为复杂，医者应用前必须练习基本功，掌握人体穴位深部的解剖知识及针刺技巧，并注意针具是否合格。

②选择适宜深刺的穴位及舒适体位固定，不可随便改变体位。施术应专心，手法宜轻柔，对于肌肉过于紧张或皮肤过于松弛者，进针时尤当小心，并尽量转移患者的注意力，以避免产生疼痛。密切观察患者的反应，以防止发生晕针事故。

③患者如初次接受长针治疗，要耐心地对患者做一般情况介绍，使其消除恐惧心理。取穴宜少、手法宜轻，可先刺其不易看到的穴位，如腰背部穴位等。

④针刺时须缓慢进针，切忌快速提插，遇到阻力即须退针或改变方向再进，并应注意针刺的方向及深度。对肌肉过于紧张、坚韧不易进针，刺下每感疼痛，或皮肤十分松弛者，进针时必须格外小心，可以用转移患者注意力的方法辅助之。

⑤诊断不明的急性病，切忌滥用长针治疗，以免延误病情。凡应用其他针具能够奏效的疾病，一般不首选长针。

⑥过饥、过饱、酒醉、过度疲劳和某些不能合作的患者，应改在较宜的情况下再施行长针治疗。

⑦有自发性出血疾病及损伤后出血不止的患者，不宜长针治疗；体虚和消瘦者须慎用；其他禁忌证同毫针疗法。

附："秩边透水道"针法

（1）"秩边透水道"针法的命名

长针从秩边深刺，使之穿至腹部，所穿出处恰位于水道穴（耻骨联合上2寸，旁开2寸）附近。可见，该针法是由秩边向水道透刺，因此命名为"秩边透水道"针法。

（2）"秩边透水道"针法的适应证

"秩边透水道"针法具有补肾填精、疏通经络、解痉止痛的功效。针法创立之初主治慢性非菌性前列腺炎、前列腺痛。现在已经应用扩大到治疗泌尿、生殖系统的其他疾病中，如阳痿、早泄、良性前列腺增生功能梗阻者、男性不育、女性不孕、遗尿、尿道综合征、泌尿系感染、痛经、闭经、经少、子宫脱垂、术后排尿障碍等。

（3）禁忌证

一切严重的内脏病发作期禁用；施术部位有皮肤感染、肌肉坏死者禁用；施术部位有红肿、灼热，或在深部有脓肿者禁用；患有血友病者或其他出血倾向者禁用；体质极度虚弱者、情绪紧张者慎用；糖尿病、高血压患者血糖、血压控制不良者禁用。

（4）"秩边透水道"针法解剖学基础

①"秩边透水道"针法的体表定位：髂后上棘内侧缘与股骨大转子最突处内侧缘（转子间嵴）连线的内上2/5与外下3/5交界处作为进针点；针与矢状面间呈20°角，与水平面平行。

②"秩边透水道"针法逐层解剖：皮肤与浅筋膜、臀大肌、梨状肌、骶丛（浅筋膜内皮神经的分布：臀上皮神经第2支、臀上皮神经第3支、臀中皮神经）。

③"秩边透水道"针法针穿梨状肌的位置：穿过臀大肌后，正当梨状肌中央经坐骨神经内侧缘和阴部神经进入坐骨大孔深入，未涉及臀下动静脉。

④针在盆腔内与重要神经、血管的相对位置：进入盆腔，穿过骶丛，未及闭孔神经和髂外动静脉。

⑤针尖在盆腔内的位置（针进入盆腔后，在盆膈以上腹膜外针尖的位置）：小骨盆上口中心冠状面；小骨盆上口平面下；小骨盆侧壁内侧。

（5）"秩边透水道"针法的操作规范

①针具：125毫米以上长针。

②体位：俯卧位。

③取穴：

主穴："秩边透水道"。

配穴：湿热下注加关元、阴陵泉、丰隆；气滞血瘀加气海、太冲、血海、三阴交；肝肾阴亏加肾俞、肝俞、太溪、太冲；肾阳不足加肾俞、命门、关元、气海。治疗前列腺疾病，实证配阴陵泉、行间，虚证配三阴交、太溪、大赫、气海、关元；治疗遗尿、阳痿、早泄，配中极、关元；治疗胃下垂，配中脘、气海、天枢等；治疗慢性结肠炎、脱肛、痔疮，配天枢、长强等。

④进针点：

传统取穴法：秩边穴为第四骶椎棘突下旁开3寸，或骶管裂孔旁开3寸。

本针法定位：在髂后上棘内缘与股骨大转子最突处内侧缘连线的内上2/5与外下3/5交界处作为进针点。

⑤进针角度：沿针身与躯干矢状面呈20°夹角进针。"秩边透

水道"针法采取 20°的角度恰能使针经坐骨大孔而深入，角度过大则针触及坐骨大孔内缘的骶骨上，角度过小则针抵坐骨大孔外缘的髂骨上，因此临床针刺时，要严格执行针身与躯干矢状面呈 20°的夹角进针。

⑥进针方法：以高频率、小幅度捻转进针，不提插，不留针或留针 10~15 分钟。

⑦进针深度：进针的平均深度为 115 毫米。以得气为度，针感向尿道、睾丸、会阴部或肛门周围、大腿内侧等部位放射，或盆腔内出现胀、热、松快感为度。

⑧疗程：每天或隔天 1 次，10 次为 1 个疗程。

⑨注意事项：对初次接受长针治疗的患者，应做好解释工作，消除恐惧心理；选穴宜少，手法宜轻，双手协同；针刺时动作必须缓慢，切忌快速提插，以免损伤血管、神经或内脏等；由于长针针体长，刺入深，进针后嘱患者不可移动体位，以免滞针、弯针或断针，一旦发生，严格按照针灸异常情况处理原则处理；过饥、过饱、过劳、醉酒、年老体弱、孕妇、儿童，以及某些难以配合治疗的患者忌针；医者态度要严肃认真，不可马虎轻率，以免发生针刺事故。

2.8 火针

2.8.1 针具

(1) 规格

火针包括单头火针（细火针、中火针、粗火针）、平头火针、三头火针、火镵针、火镵针、火铍针、火钩针等。本节主要介绍前三种。火针之针尖、针身均采用钨钢制成，可在高温条件下，不退火，不变形，能保持施针时所需的硬度和韧性。

①单头火针：单头火针分针体与针柄两部分。单头火针根据直径分为细火针、中火针、粗火针三种型号，直径分别为0.5毫米、0.75毫米、1.2毫米。单头火针的针柄为盘龙针柄，由木质或其他性能优良的现代隔热与散热材料制成。(图15)

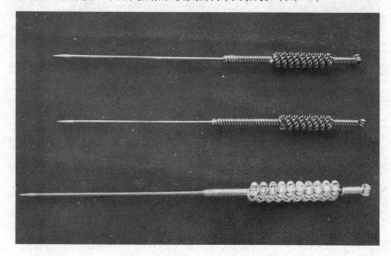

图15　单头火针

②三头火针

3支细火针针身缠为一体，针身长30毫米，3支针头长10毫米。(图16)

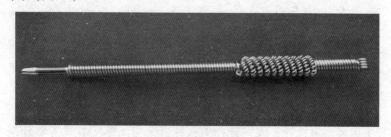

图16　三头火针

48

③平头火针

直径 1.2 毫米，同粗火针。前端针头是扁平的，所以也叫扁头火针。（图17）

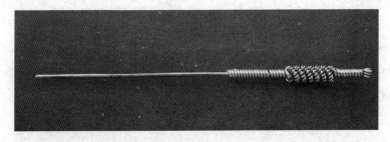

图17　平头火针

（3）针具检查与保养

①检查时看针尖有无毛钩，针身是否光滑挺直，针柄有无松动。

②对火针的保养应注意避免烧灼针柄以使针身松动；使用完毕后应将针头、针身附着的杂质清理干净，保持针具清洁顺滑，以利于再次使用；细火针、中火针应避免针身弯折，如有弯折则应在烧针后趁热将其捋直，不可强力修针，以免折断针身。

2.8.2　适应证

火针具有温阳补气、回阳固脱；温经通络、祛湿散寒；消瘀散结、拔毒泄热；补中益气、升阳举陷；预防疾病、保健强身等功效。主要用于治疗以下疾病：

（1）内科疾病

消化系统疾病，如急慢性胃肠炎、消化性溃疡、胆囊炎、慢性结肠炎、溃疡性结肠炎等；呼吸系统疾病，如哮喘、慢性支气管炎等；神经系统疾病，如神经性头痛、脑梗死、脑出血、格林

－巴利综合征等；内分泌系统疾病，如甲状腺功能减退症等；风湿病，如风湿性关节炎、类风湿性关节炎、强直性脊柱炎等。

（2）外科疾病

骨关节病，如颈椎病、腰椎间盘突出症、膝关节骨性关节炎、肩周炎等；皮肤疾病，如牛皮癣、神经性皮炎、慢性湿疹、荨麻疹、带状疱疹、痣、疣、鸡眼等；肛肠疾病，如外痔、肛周脓肿等。

（3）妇科疾病

月经病、带下病、产后风、不孕、子宫脱垂、外阴白斑等。

（4）五官科疾病

突发性耳聋、神经性耳鸣耳聋、鼻窦炎、过敏性鼻炎、急性结膜炎、视神经乳头炎、慢性咽炎、急性扁桃体炎、复发性口腔溃疡、翼状胬肉等。

2.8.3　禁忌证

以发热为主的部分急性疾病、危重症患者及孕妇慎用；疲劳过度、饥饿和精神紧张的患者不宜采用；身体极度虚弱的患者当慎用；针后3日内，针处忌洗浴、抓挠，以防感染；严重的心脏疾病慎用；糖尿病血糖控制不良者禁用。

2.8.4　操作规范

（1）选针

据患者具体情况，选择不同的针具刺法。如患者为男性，形体肥胖，体质壮实，所取穴位处肌肉丰满，而无大神经血管经过者，可用细火针、中火针，必要时用粗火针；若患者为女性，体质柔弱，体型消瘦，病变部位肌肉浅薄，则可用细火针、三头火针；若病变范围较大，病位较浅，则可用火镍针、三头火针等。

（2）持针法

拇指、食指、中指如握笔状持拿针柄。（图18）

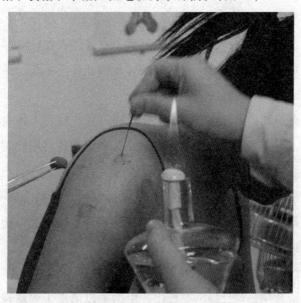

图18 火针持针法

（3）烧针法

右手持针，左手拿酒精灯。细火针、中火针、粗火针，将针身倾斜45°角，在酒精灯火焰中烧至针体前2/3通红即可；三头火针，将针尖烧红即可。

（4）体位

根据施治穴位选取仰卧位、侧卧位、俯卧位、仰靠坐位、俯伏坐位及侧伏坐位等，严禁站立行针（特殊治法除外）。

（5）定点

镍针点压标记。

（6）消毒

①针具：高温、高压消毒，塑封备用。

②施术部位：碘伏或安尔碘擦拭消毒。

（7）刺法

①点疾刺：火针在酒精上烧好后，在人体表皮轻点即刻提离人体，并由助手以消毒干棉球轻按针孔以止痛。单头、平头、三头和火锟针多用此刺法。

②点留刺：火针在酒精灯上烧至通红后，轻点人体表皮，待针冷后，提离人体。单头、平头、三头和火锟针可用此刺法，较浅疾刺温经作用更强。

③浅疾刺：火针在酒精灯上烧至通红后，轻刺入皮下 1～2 分，即刻拔出火针，并由助手以消毒干棉球轻按针孔以止痛，单头火针可用此刺法。作用较点疾刺为强。

④浅留刺：火针在酒精灯上烧至通红后，轻刺入皮下 1～2 分，稍待片刻，待针冷后，拔出，由助手以消毒干棉球轻按针孔以止痛。单头火针多用此法，其作用较浅疾刺为强。

⑤深疾刺：火针在酒精灯上烧至通红白亮后，刺入皮下肌肉 5 分～1.5 寸，即刻拔出，并轻按针孔止痛。单头诸火针用此法。病邪较深、体质壮实者用此法可于短期见效。

⑥深留刺：火针在酒精灯上烧至白亮后，刺入皮下肌肉约 0.5～1.5 寸，稍待片刻，待针冷后，拔出，并以消毒干棉球轻按针孔。单头火针适用。病邪较深，而阳气虚弱患者，用此法可迅速温补阳气，抗邪外出。

⑦硫黄火针刺：选用单头火针和三头火针，并备药用硫黄 1 块。火针在酒精灯上烧好后，将针身迅速在硫黄块上蹭一下，此

时火针会带有蓝色火焰，随即将火针刺入施治穴位。

（8）操作要领

①烧针：浅刺时只需将针尖烧至通红即可；单头火针深速刺时，针身必须烧至通红方可施治，如烧针温度不够，可能出现刺入困难、出针不利等情况，影响疗效，增加患者痛苦。

②进针：进针最关键是准而快，准是刺入穴位准确、深浅适中，快是速度快。医者要按前面各种刺法的要求反复练习，熟练掌握。还应根据针刺部位、病情性质、体质差异等多方因素，选择直刺、斜刺的角度及深度，深度一般比毫针略浅。若针刺脓肿时，针下出现空虚感即可。

③留针：火针治疗大多数以快针为主，疾入疾出，不留针。若根据病情需要选择留针时，则疾入后留针，出针时间则依患者是否还感觉烧灼疼痛为限，一般留针 1~5 分钟，不可留针时间过长，以免给患者增加痛苦。

④出针：火针提离皮肤后，大多要用干棉球迅速按压针孔，以减轻疼痛。若采用泻法时，不必用干棉球按压针孔。若火针针刺后出血，不必止血，待自然停止出血后用棉球擦净即可。若刺脓肿，脓随针出，应尽可能使脓出尽，最好在其上拔火罐，拔出所有脓毒，然后用无菌纱布包扎。

（9）常用腧穴的针刺深度

头面部穴位火针点刺 0.1~0.5 寸；胸部穴位火针点刺 0.1 寸；背部穴位火针点刺 0.1~0.5 寸；腹部穴位火针点刺 0.5~1.5 寸；四肢部根据具体穴位深浅而定。

（10）疗程

单头火针治疗一般 2~3 天 1 次，3 次 1 个疗程；而三头火针及平头火针治疗多为 1 次。

（11）注意事项

①根据病情需要选择适当的针具。一般疾病多选用细火针及中火针，放血、泄水多选用粗火针，美容多选用三头火针或平头火针。

②单头火针深刺时一定要烧至通红方可施治。烧针不到位则不但患者疼痛难忍，且刺入与拔针均难顺利完成。

③靠近内脏、五官及大神经、大血管处，应注意避开，所刺深度应较浅。若非有意刺中血管放血，则应即刻用消毒干棉球压迫止血，且火针针眼闭合较慢，压迫止血应较毫针稍久。

④穴位消毒一定要严格，以免感染。

⑤火针治疗后，3 天内忌针孔沾水；当天如出现针孔高突、发红瘙痒等症，是正常反应，不可搔抓，以免感染。如瘙痒红肿反应严重者可予以口服抗过敏药物。

2.9 梅花针

2.9.1 针具

（1）针具规格

梅花针分针体、针座、针柄三部分。针体为 7 枚不锈钢针嵌于针座内，针尖由传统的尖锐改为钝尖，避免了叩刺时皮肤产生刺痛。针座由金属制成，镶嵌固定针体，由螺丝扣与针柄相连，便于更换。针柄由尼龙制成，具有良好弹性，由两节组成，便于拆装。（图 19）

（2）针具检查与保养

①治疗前要检查针尖，如出现针尖弯钩现象，轻则自行修针，重则换用新的针头。

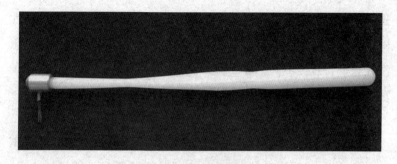

图19 梅花针

②每次治疗完毕后，要将梅花针针头清理干净，置于酒精灯外焰烧灼消毒后存放备用。尤其是在中重度手法叩刺后，要将针体中皮肤碎屑、毛发、血迹等清理干净后再烧灼消毒。

2.9.2 适应证

梅花针能疏通经络、调和气血、防病保健，临床用于各科疾病：

（1）内科、儿科病症

头痛、偏头痛、腹痛、胃脘痛、急性腹泻、急性细菌性痢疾、便秘、呃逆、恶心、呕吐、神经麻痹痉挛、胃及十二指肠溃疡、消化不良、结肠易激症候群、阳痿、早泄、遗精、感冒、中暑、高血压病、冠心病、阵发性心动过速、甲状腺功能亢进、风湿性和类风湿性关节炎、神经衰弱、咳嗽、支气管哮喘、尿频、小儿麻痹后遗症、遗尿等。

（2）神经、精神疾病

单纯性晕厥、神经衰弱、面神经炎、面肌痉挛、坐骨神经痛、脑血管意外后遗症、多发性神经炎、肋间神经痛等。

（3）外科、妇产科病症

急性扭挫伤、腰痛、肩关节周围炎、颈椎病、落枕、肌肉扭伤、骨折迟缓愈合、淋巴结炎、淋巴结核、腱鞘炎、急性单纯性阑尾炎、单纯性胆囊炎、手术后腹胀、手术后及产后尿潴留、急性乳腺炎、月经不调、带下病、痛经、绝经前后诸症、功能性子宫出血等。

（4）五官科、皮肤科及其他

鼻炎、耳鸣、听力减退、神经性耳聋、牙痛、近视、屈光不正、睑腺炎、视神经萎缩、急性扁桃体炎、脱发、神经性皮炎、丹毒、多汗症、皮肤瘙痒症、单纯性肥胖症、脂肪瘤及许多老年疾病等。

2.9.3　禁忌证

对急性传染性疾病或炎症急性期不宜单独采用。

严重器质性疾病、重度贫血症及严重心脏病、癌症晚期者不宜使用。

叩刺后容易引起出血的疾病，如血友病、血小板减少性紫癜、过敏性紫癜应禁用；有内脏出血，如咯血、吐血、衄血、尿血、便血和外伤性大出血疾病，应避免叩刺出血部位，以防叩刺后加重出血。

各种骨折，在未经修复固定之前或整复固定之后骨痂未形成时，避免在患部叩刺，可在患部附近轻手法叩刺。

妇女怀孕期应慎用，有习惯性流产史的孕妇尤应慎用。

各种皮肤病、疖肿、疮疡，应注意患部叩刺方法，以免病势扩散。

2.9.4　操作规范

（1）持针法

以右手食指直压在针柄上，使针体与食指指腹平面垂直，其

余四指以适当的力量握住针柄，针柄尾端固定在大陵穴前一横指处。（图20）

注意：握持针柄不能过紧，亦不可过松。过紧会使腕关节肌肉紧张，影响其灵活性；过松则针柄左右摆动，使针体与食指指腹平面不能时刻保持垂直，且叩刺时针尖也不能时刻与皮肤垂直，会划破皮肤，不能达到预期的治疗效果。

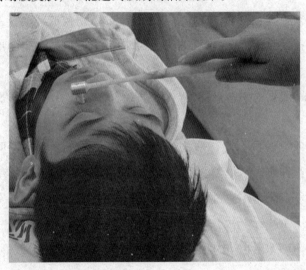

图20　梅花针持针法

（2）体位

据施术部位选取，以利于操作且患者舒适为原则，头部经穴选取坐位；面部经穴及任脉、手三阴、手三阳、足阳明、足少阳经穴选取仰卧位；督脉经穴、夹脊穴、足太阳经穴选取俯卧位。

（3）消毒

①针具：针体高温、高压消毒，塑封备用，用时直接组装。

②叩刺部位：叩刺部位一般用75%酒精或以碘伏消毒。特别是重叩放血时，要以碘伏彻底消毒，以防感染。

（3）刺法

"一虚一实弹刺"手法。"一虚一实"即作两次叩刺动作，针尖只接触皮肤 1 次，中间空弹 1 次；"弹刺"指叩刺时针尖接触皮肤后，本身会产生一种反向作用力，而在此时顺势敏捷抬腕提针，使针尖在瞬间接触皮肤层即刻提离皮肤。

①叩刺时针尖着落要平、稳、准。平，是指针尖与皮肤在叩刺时必须是垂直接触，7 个针尖务必全部着落皮肤；稳，就是针柄不可摇摆，落针要稳当，提针要敏捷；准，就是一定叩准预定的部位。

②一定要一虚一实弹刺，绝不能慢，也不能压刺、斜刺或拖刺等。

③叩刺时的力量，应来源于腕部。肘要平，不可用肘部力量，否则叩刺时可见幅度大而笨拙，没有梅花针叩刺得轻灵。

④叩刺频率不应过快或过慢。根据不同刺激强度，每分钟可叩刺 70~100 针（次）；每个刺激点一般叩刺 5~15 针；一般连续叩刺 30~50 针，中间间歇 20~30 秒，给患者一个缓冲时间，否则疼痛难忍。

⑤一般分为循经叩刺法、腧穴叩刺法、局部叩刺法 3 种。循经叩刺法指沿经脉循行线叩刺的一种方法，可根据不同病情选取 1 条或数条经脉进行叩刺。腧穴叩刺法是根据不同的病情，选用相应的腧穴进行叩刺。每个穴位叩刺范围因人而异、因部位而异，一般在 5~20 毫米直径范围内。叩刺时手法由轻中度手法开始，叩刺 10~20 针（次），使患者适应了再加重刺激强度，再叩刺 30~50 针；也可选取 1 条或数条经脉之其中 1 段或几段进行叩刺。局部叩刺法是在病变局部或阳性反应区，反应物局部叩刺的

一种方法。

（4）刺激强度

叩刺时应根据患者的不同病情、体质、年龄，以及刺激部位等灵活运用不同强度的刺激手法。一般可分为 4 种刺激强度，即轻度手法、中度手法、重度手法和重度点刺手法。

梅花针刺激强度表

手法	轻度手法	重度手法	中度手法	重度点刺手法
操作	腕力轻，节奏轻快	腕力重，节奏较慢	轻、重度手法之间	重度手法为主
标准	皮肤略有潮红	皮肤明显潮红，微出血	皮肤明显潮红，无出血	叩刺部位出血
部位	头面部	背、臀、四肢、局部麻痹点	除头面部外，一般部位均可	十二井穴、阿是穴
年龄体质	老、弱、儿童	青壮年、体质强者	一般均可	青壮年
适应病症	虚证、久病	实证、新病	酌情而定	外伤、瘀血肿痛、昏仆等

（5）疗程

根据病情和患者的耐受力，一般每天或隔天治疗 1 次，10 次为 1 个疗程。两个疗程之间休息 5 ~ 7 天。慢性病多隔日治疗 1 天，急性病 1 天可施治数次，直至病情稳定。

（6）注意事项

①治疗前一定要全面检查、准确诊断方可施治。

②治疗前患者要适当休息放松，一定不可空腹、饥饿、过劳、大怒，否则不但影响疗效而且可能出现新的变化。

③治疗前一定要检查针具是否完好，不可因针具不规范给患

者增加痛苦。

④治疗时，所选经穴一定要消毒到位，以免感染或交叉感染。

⑤治疗后，患者皮肤会潮红，甚至可见略肿起或丘疹，还可见到出血或不出血而皮下有瘀血的现象，这些都是正常现象，要提前告知患者，以免误解。

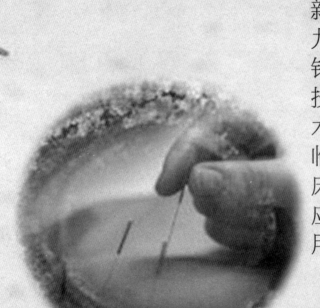

下编

新九针技术临床应用

1. 内科疾病

1.1　感冒

1.1.1　概述

感冒是指病毒引起的急性上呼吸道感染，由流感病毒引起的为流行性感冒，由其他病毒引起的为普通感冒。临床表现以鼻塞、咳嗽、头痛、恶寒发热、全身不适为其特征。全年均可发病，尤以冬春季多见。病情轻者多为感受当令之气，称为伤风；病情重者多为感受非时之邪，称为重伤风；在一个时期、一个地域内广泛流行、病情类似、症状严重者，称为时行感冒。

1.1.2　中医病因病机

感冒由于六淫、时行病毒侵袭人体而发病。以感受风邪为主，但在不同的季节，往往夹时邪相合而侵入人体，如冬季多夹寒邪，春季多夹风邪，暑季多夹湿邪，秋季多夹燥邪，其中尤以风寒、风热、暑湿为多见。风邪夹时令之邪，由人体的皮毛、口鼻而入，侵犯肺卫，则卫阳被遏，营卫失和，邪正相争，肺气失宣，而致感冒。

1.1.3　西医病因病理

70%～80%感冒由病毒引起，已知感冒病毒有100种以上，主要是鼻病毒、副流感病毒、呼吸道合胞病毒、埃可病毒、柯萨奇病毒、冠状病毒、腺病毒等，只有在全身或呼吸道局部防御功能降低的情况下，如受凉、淋雨、气候突变、过度疲劳等，可使原已存在于上呼吸道的或从外界侵入的病毒迅速繁殖，在纤毛柱状上皮细胞复制，再侵入其他柱状上皮细胞引起变性、坏死与脱落。

病毒一般不进入血液，但其毒素对全身器官有广泛的毒性作用，临床上有全身中毒症状与白细胞减少。少数情况下，病毒也可能进入血液累及全身而引起呼吸道以外的病理改变和临床表现。

1.1.4　临床表现

感冒起病较急，潜伏期 1~3 天，主要表现为鼻部症状，如喷嚏、鼻塞、流清水样鼻涕，也可表现为咳嗽、咽干、咽痒、咽痛或灼热感，甚至鼻后滴漏感。2~3 天后鼻涕变稠，常伴咽痛、流泪、味觉减退、呼吸不畅、声嘶等。一般无发热及全身症状，或仅有低热、不适、轻度畏寒、头痛。

1.1.5　临床诊断

（1）中医诊断

风寒感冒：恶寒重，发热轻，无汗，头项疼痛、肢节酸痛，鼻塞，声重，喷嚏，流涕，咳嗽，口不渴或渴喜热饮，苔薄白，脉浮紧。

风热感冒：恶寒轻，或微恶风，发热较著，头胀痛，面赤，咽喉乳蛾红肿疼痛，鼻塞，喷嚏，流稠涕，咳嗽痰稠，口干欲饮，舌边尖红，苔薄黄，脉浮数。

暑湿感冒：发热，微恶风，汗少，汗出热不退，暑湿伤表，鼻塞流浊涕，头昏重胀痛，胸闷脘痞，泛恶，心烦口渴，小便短赤，口渴黏腻，渴不多饮，苔薄黄腻，脉濡数。

（2）西医诊断

主要结合流行病学史、临床表现和血液病原学检查，并排除其他疾病，如麻疹、脑炎、脑膜炎、脊髓灰质炎、伤寒等急性传染性疾病，可做出临床诊断。病毒分离及免疫荧光技术对明确病因诊断有帮助。

1.1.6　新九针技术运用心得

（1）新九针组合技术一

选取针具：梅花针、毫针。配合火罐。

操作规程：将高温、高压消毒的梅花针针头安装好，然后用酒精棉球将针尖缠绕，轻度手法叩刺头部诸阳经及重点穴位（头维、风池、率谷）10～15 分钟。

背部涂抹刮痧药油，选用大号火罐，沿脊柱和肩胛两侧从上到下反复走罐，待皮肤红润、充血或出现痧点，在大椎处留罐 10 分钟。

毫针常规针刺风池、大椎、太阳、列缺、外关、风门，留针 30 分钟。

操作间隔：梅花针、毫针每天 1 次，火罐 3 天 1 次。

主治：风寒感冒。

（2）新九针组合技术二

选取针具：梅花针、锋钩针。配合火罐。

操作规程：将高温、高压消毒的梅花针针头安装好，然后用酒精棉球将针尖缠绕，轻度手法叩刺头部诸阳经及重点穴位（头维、风池、率谷）10～15分钟。

背部涂抹刮痧药油，选用大号火罐，沿脊柱和肩胛两侧从上到下反复走罐，待皮肤红润、充血或出现痧点，在痧点最明显的位置放血，并留罐5～10分钟。

用锋钩针在少商、商阳点刺放血，出血停止后，用消毒干棉球按压针孔。

操作间隔：梅花针每天1次，火罐和锋钩针3天1次。

主治：风热感冒。

（3）新九针组合技术三

选取针具：梅花针、毫针、锋钩针。配合火罐。

操作规程：将高温、高压消毒的梅花针针头安装好，然后用酒精棉球将针尖缠绕，轻度手法叩刺头部诸阳经及重点穴位（头维、风池、率谷）10～15分钟。

背部涂抹刮痧药油，选用大号火罐，沿脊柱和肩胛两侧从上到下反复走罐，待皮肤红润、充血或出现痧点，在痧点最明显的位置放血，并留罐5～10分钟。

用锋钩针在尺泽、委中刺络放血，出血停止后，用消毒干棉球按压针孔。

毫针常规针刺风池、大椎、太阳、曲池、阴陵泉，留针30分钟。

操作间隔：梅花针、毫针每天1次，火罐和锋钩针3天1次。

主治：风湿感冒。

（4）治疗心得

①梅花针叩刺头部诸阳经并在背部走罐至充血，对早期外感有速效。感冒重症，如经治疗5天后，病情不减或有加重，常提

示有合并症之可能，应详细查找原因，给予适当处理。

②治疗期间应注意护理，发热者须适当休息。饮食宜清淡。对感冒重症及老年、婴幼儿、体虚者，须加强观察，注意病情变化，如高热动风、邪陷心包、合并或继发其他疾病等应及时中西医结合治疗。

③生活上应慎起居、适寒温，在冬春之际尤应注意防寒保暖，盛夏亦不可贪凉露宿。

④易感冒的人可灸足三里等穴以提高肌体免疫力，平时应注意锻炼，增强体质，以御外邪。

⑤在流行季节，应尽量少去人口密集的公共场所，防止交叉感染。室内可用食醋熏蒸，每立方米空间用食醋 5~10 毫升，加水 1~2 倍，加热熏蒸 2 小时，每天或隔天 1 次，进行空气消毒，以预防传染。

1.2　支气管哮喘

1.2.1　概述

支气管哮喘是以阵发性呼吸困难、哮鸣、咳嗽和咯痰为特征的疾病，一年四季均可发病，尤以寒冷季节及气候急剧变化时发病较多，男女老少皆可罹患。支气管哮喘的形成是由于外在或内在过敏原或非过敏原等因素致使支气管发生可逆性阻塞导致支气管痉挛、黏膜水肿、分泌物增多产生的症状。支气管哮喘的发作特点是反复发作，可在数分钟内缓解，也可持续几天而不停。支气管哮喘在我国属常见病和多发病，人群发病率约为 2.96%。哮与喘是两种不同症状，呼吸急促者谓之喘，喉中有声音谓之哮，中医学认为"哮必兼喘"，故一般通称"哮喘"。

1.2.2　中医病因病机

中医学认为，哮喘的发生，为宿痰内伏于肺，复加外感、饮食、情志或劳倦等因素，以致痰阻气道，肺气上逆所致。发作时以痰阻气闭邪实为主，若长期反复发作，寒痰伤及脾胃之阳，痰热耗灼肺肾之阴，则可从实转虚，在平时表现为肺、脾、肾等脏器虚弱之候。

1.2.3　西医病因病理

哮喘的病因还不十分清楚，患者个体过敏体质及外界环境的影响是发病的危险因素。哮喘与多基因遗传有关，同时受遗传因素和环境因素的双重影响。

研究表明，哮喘患者亲属患病率高于群体患病率，并且亲缘关系越近，患病率越高；患者病情越严重，其亲属患病率也越高。目前，哮喘的相关基因尚未完全明确，但有研究表明存在有与气道高反应性、IgE 调节和特应性反应相关的基因，这些基因在哮喘的发病中起着重要作用。

环境因素中主要包括某些激发因素，如尘埃、花粉、真菌、动物毛屑、二氧化硫、氨气等各种特异和非特异性吸入物；感染，如细菌、病毒、原虫、寄生虫等；食物，如鱼、虾、蟹、蛋类、牛奶等；药物，如普萘洛尔（心得安）、阿司匹林、吲哚美辛（消炎痛）等；气候变化、运动、妊娠等都可能是哮喘的激发因素。

1.2.4　临床表现

与哮喘相关的症状有咳嗽、喘息、呼吸困难、胸闷、咳痰等。典型的表现是发作性伴有哮鸣音的呼气性呼吸困难，严重者可被迫采取坐位或呈端坐呼吸，干咳或咯大量白色泡沫痰，甚至出现紫绀等。哮喘症状可在数分钟内发作，经数小时至数天，用支气管扩张药或自行缓解。早期或轻症的患者多数以发作性咳嗽和胸闷为主要表现。这些表现缺乏特征性。

哮喘的发病特征是：

（1）发作性

当遇到诱发因素时呈发作性加重。

（2）时间节律性

常在夜间及凌晨发作或加重。

（3）季节性

常在秋冬季节发作或加重。

（4）可逆性

平喘药通常能够缓解症状，可有明显的缓解期。

认识这些特征，有利于哮喘的诊断与鉴别。

发病前有鼻痒、喉痒、喷嚏、胸闷、咳嗽，常由吸入花粉、尘埃、冷空气诱发（外源性、过敏性哮喘），或由上呼吸道感染诱发（内源性、感染性哮喘）。此外，药物（阿司匹林、吲哚美辛、普萘洛尔等）和运动亦可诱发。

典型表现为突发呼气性呼吸困难，两肺广泛哮鸣音，经数分钟至数小时发作后喘息缓解，继而咯出大量黏稠痰液。部分患者以刺激性咳嗽症状为主。若治疗无效，哮喘持续24小时以上，极度呼吸困难，烦躁或意识障碍，大汗，紫绀，提示为哮喘持续状态。

1.2.5 临床诊断

（1）中医诊断

①实证：发病急，病程短，哮喘声高气粗，呼吸深长，呼出为快，体质较强，脉象有力。

风寒袭肺：兼见咳嗽喘息，咯痰稀薄，形寒无汗，头痛，口不渴，脉浮紧，苔薄白。

痰热阻肺：咳喘黏痰，咯痰不爽，胸中烦闷，咳引胸胁作痛，或见身热口渴，纳呆，便秘，脉滑数，苔黄腻。

②虚证：病程长，反复发作，哮喘声低气怯，气息短促，体质虚弱，脉象无力。

肺脾气虚：兼见喘促气短，喉中痰鸣，语言无力，吐痰稀薄，动则汗出，舌质淡，或微红，脉细数，或软而无力。

肺肾两虚：气息短促，动则喘甚，汗出肢冷，舌淡，脉沉细。

（2）西医诊断

参照《支气管哮喘防治指南》（2008 年中华医学会呼吸病学分会哮喘学组修订）确定支气管哮喘的诊断标准如下：反复发作喘息、气急、胸闷或咳嗽，多与接触变应原、冷空气、物理及化学性刺激、病毒性上呼吸道感染、运动等有关；发作时在双肺可闻及散在或弥漫性、以呼气相为主的哮鸣音，呼气相延长；上述症状可经治疗缓解或自行缓解；除外其他疾病所引起的喘息、气急、胸闷和咳嗽。如果临床表现不典型者（如无明显喘息或体征），应至少具备以下 1 项试验阳性：支气管激发试验或运动激发试验阳性；支气管舒张试验阳性，FEV1（一秒用力呼气容积）增加≥12%，且 FEV1 增加绝对值≥200；呼气流量峰值（PEF）

2 周变异率≥20%。

1.2.6　新九针技术运用心得

（1）新九针组合技术一

选取针具：梅花针、锋钩针、毫针。配合火罐。

操作规程：梅花针叩刺膀胱经背部循行线，重点叩刺第 1 侧线之背俞穴，叩刺任脉胸段，反复叩刺 3～5 遍，以微出汗为度。针后走罐，以局部充血为度。

锋钩针钩刺定喘、陶道、身柱、天突，每穴钩刺 3～5 下。

毫针针刺，定喘、经渠、尺泽用泻法，膻中、肺俞、肾俞用平补平泻法。

随证加减：风寒袭肺加大椎、风门，毫针针刺，加拔罐；痰热阻肺加脾俞、鱼际、中脘、丰隆，毫针针刺。

操作间隔：梅花针、毫针每天 1 次，10 次为 1 个疗程；火罐、锋钩针 7 天 1 次，3 次为 1 个疗程。

主治：支气管哮喘发作期。

（2）新九针组合技术二

选取针具：磁圆梅针、细火针、毫针。

操作规程：磁圆梅针叩刺背部督脉及足太阳膀胱经第 1、第 2 侧线，手太阴肺经上肢循行线，足阳明胃经、足太阴脾经膝以下循行线，重点叩刺肺俞、定喘、膻中、中脘、气海、足三里。

细火针浅疾刺定喘、肺俞、肾俞、膏肓俞、膻中，深疾刺代尺泽（尺泽上下 1 寸敏感点）、关元、气海、足三里。

毫针针刺定喘、陶道、身柱、膻中，三间透后溪，平补平泻，留针。

随证加减：肺脾气虚加脾俞、胃俞，毫针针刺；肺肾两虚加

71

太溪、命门，可毫针针刺，亦可细火针浅疾刺。

操作间隔：磁圆梅针、毫针每天 1 次，10 次为 1 个疗程；细火针 1 周 2 次，5 次为 1 个疗程。

主治：支气管哮喘缓解期。

（3）治疗心得

①近年比较流行采用三伏贴、三九贴防治本病，有一定的作用。另外，埋线疗法治疗本病也有不错的效果。

②关于代尺泽，其定位为在尺泽上下 1 寸之间找寻敏感点，对哮喘有特异的治疗作用。

③发作期者，以控制病情为要。缓解期者，每月治疗 2 次为 1 个疗程，连续治疗 3 ~ 5 个疗程。

④平时要积极锻炼身体，注意保暖，预防感冒；要养成良好的生活习惯，戒除烟酒；忌食辛辣、肥腻之品；属于过敏体质，应避免接触过敏原或进食导致过敏的食物；病情严重或哮喘呈持续状态时，应采取综合治疗措施。

1.3 慢性支气管炎

1.3.1 概述

慢性支气管炎是气管、支气管黏膜及其周围组织的慢性非特异性炎症。临床上以咳嗽、咳痰为主要症状，每年持续 3 个月，连续两年或两年以上，多由急性支气管炎反复发作、治疗不彻底而引起。多见于年老体弱者，以病程漫长、咳嗽痰多、喘息乏力、反复发作为特点。好发于秋冬两季，患病率随年龄增长而增加，北方高于南方，农村高于城市。

慢性支气管炎属中医之"内伤咳嗽"范畴。

1.3.2 中医病因病机

中医学认为，慢性支气管炎的发生和发展，主要与外邪侵袭和内脏亏损有关，特别是与肺、脾、肾等脏腑的功能失调密切相关。常因暴咳迁延未愈，邪恋伤肺，使肺脏虚弱，气阴耗伤，肺气不得宣降，故长期咳嗽、咯痰不愈，日久累及脾肾。病情多为虚实夹杂，正虚多以气虚为主或兼阴虚，痰饮停聚为实，或偏寒，或偏热，日久夹瘀。其病位在肺，涉及脾、肾。

1.3.3 西医病因病理

慢性支气管炎的病因至今未能完全明了，但有关研究证实与遗传因素、过敏因素、感染因素、气候因素、吸烟、大气污染及自主神经功能失调等有关。

（1）有害气体和有害颗粒

如香烟、烟雾、粉尘、刺激性气体。这些理化因素可损伤气道上皮细胞，导致气道净化功能下降，并刺激黏膜下感受器，副交感神经功能亢进，使气管平滑肌收缩，腺体分泌亢进，气道阻力增加。

（2）感染因素

病毒、支原体、细菌等感染是慢性支气管炎发生、发展的重要原因之一。感染因素造成气道黏膜损伤和慢性炎症。病毒感染以流感病毒、鼻病毒、腺病毒和呼吸道合胞病毒为多见。细菌常继发于病毒感染。常见病原体为肺炎链球菌、流感嗜血杆菌、卡他莫拉菌和葡萄球菌。

（3）其他

免疫、年龄和气候等均与慢性支气管炎的发生有关。

1.3.4　临床表现

起病缓慢，病程长，反复急性发作导致病情加重。

（1）咳嗽

一般以晨间咳嗽为主，睡眠时有阵咳和排痰。随着病情发展，咳嗽终年不愈。

（2）咳痰

一般为白色黏液性或浆液泡沫性，偶可带血。清晨排痰较多，起床后和体位变动可刺激排痰。

（3）气短或喘息

喘息明显者常称为喘息性支气管炎，部分可能合并支气管哮喘。若伴有肺气肿时可表现为活动后气短。

1.3.5　临床诊断

（1）中医诊断

①痰湿阻肺：咳嗽痰多，色白，呈泡沫状，易于咯出，咳声重浊，胸部满闷或喘促短气，纳呆腹胀，舌淡，苔白腻，脉濡滑。

②肺肾阴虚：干咳无痰或少痰，痰黏带血，口干咽燥，五心烦热，潮热盗汗，形体消瘦，舌红少苔，脉细数。

③脾肾阳虚：咳嗽气喘，动则尤甚，痰液清稀，面色淡白，形寒肢冷，或肢体浮肿，小便不利，舌淡，苔薄白微腻，脉沉细。

（2）西医诊断

①症状：以咳嗽、咳痰为主要症状，或伴有喘息，每年发病持续3个月，并连续两年或两年以上。

②体征：早期多无任何异常体征，急性发作期可在背部或肺底部闻及散在干、湿啰音，咳嗽排痰后啰音可减少或消失。如合并哮喘，可闻及广泛哮鸣音并伴呼气延长。

③实验室检查：胸部 X 线检查早期无异常。反复发作后，可表现为肺纹理增粗、紊乱，呈网格或条索状、斑点状阴影，以双下肺明显。呼吸功能检测早期无异常。病情进展可出现小气道阻塞，最大呼吸流速－容量曲线在75%和50%肺容量时，流量明显降低。血液检查细菌感染时偶可出现白细胞总数和/或中性粒细胞增高。痰液检查急性发作期可培养出致病菌。

④排除具有咳嗽、咳痰喘息症状的其他疾病。

1.3.6　新九针技术运用心得

(1) 新九针组合技术

选取针具：梅花针、锋钩针、毫针。

操作规程：梅花针中度手法叩刺胸部任脉、肾经、胃经、脾经、肺经。背部从颈部到骶部的督脉、膀胱经线，微出血。

锋钩针钩刺身柱、陶道、胸夹脊，每穴 2~3 下。

毫针针刺大椎、风门、肺俞、肾俞、尺泽、内关。

随证加减：痰湿阻肺加脾俞、中脘、阴陵泉、丰隆，毫针针刺，用泻法；肺肾阴虚加关元、太渊、太溪，毫针针刺，用补法；脾肾阳虚加至阳、脾俞、命门、气海、足三里，毫针加灸。

操作间隔：梅花针、毫针每天 1 次，10 次 1 个疗程；锋钩针 1 周 1 次，3 次为 1 个疗程。

(2) 治疗心得

①本病病程较长，易反复发作，应坚持长期治疗。急性发作时宜标本兼顾；缓解期须从调整肺、脾、肾功能入手，重在

治本。

②本病急性发作，出现高热、咯吐脓痰、胸闷喘促气短等重症时，应采用综合治疗措施。

③平时注意锻炼身体，增强体质，提高机体防御疾病的能力及对寒冷环境的适应能力。

④本病引起的咳嗽须与慢性咽炎咳嗽相区别，诊断明确，据病择针，方可事半功倍。

⑤病程久、疗效欠佳患者应及时复查，排除肺部肿瘤等疾病。

1.4 失眠

1.4.1 概述

失眠是指无法入睡或无法保持睡眠状态，导致睡眠不足，又称入睡和维持睡眠障碍（DlMS），为各种原因引起入睡困难、睡眠深度或频度过短、早醒及睡眠时间不足或质量差等，是一种常见病。

失眠是困扰许多人的最常见的睡眠问题，是一种常见的生理、心理疾患。失眠引起白天困倦、疲劳、情绪烦恼、工作效率下降，甚至可造成致命性的结果。虽然失眠发病率很高，但大多数失眠者并未被临床医生所识别。根据 2002 年全球失眠调查显示，有 43.4% 的中国人在过去 1 年中曾经历过不同程度的失眠。

现代医学中的神经官能症、更年期综合征、神经衰弱等疾病，临床表现以失眠为主要症状者，都可以按本病进行辨证施治。失眠属于中医"不寐"范畴。

1.4.2 中医病因病机

中医学认为，形成不寐的原因很多，思虑劳倦太过，内伤心脾；阳不交阴，心肾不交；阴虚火旺，肝阳扰动；心胆气虚及胃中不和等因素，均可影响心神而导致不寐。

（1）思虑劳倦太过，伤及心脾

心伤则阴血暗耗，神不守舍；脾伤则食少纳呆，生化之源不足，营血亏虚，不能上奉于心，以致心神不安而不寐。

（2）阳不交阴，心肾不交

素体虚弱，或久病之人，肾阴耗伤，不能上奉于心，水不济火，则心阳独亢，或五志过极，心火内积，不能下交于肾，心肾失交，心火亢盛，热扰神明，神志不宁，因而失眠。

（3）阴虚火旺，肝阳扰动

情志所伤，肝气不疏，郁而化火，火性上炎，或阴虚阳亢扰动心神，心神不宁而失眠。

（4）心虚胆怯

心胆虚怯，决断无权，遇事易惊，心神不宁而失眠，或暴受惊骇，情绪紧张，终日惕惕，渐至心虚胆怯而失眠。因虚、因惊均可出现失眠，而二者又往往互为因果。

（5）胃中不和

饮食不节，肠胃受伤，水谷不化，反成湿痰，壅遏于中，上扰心神，则成失眠。

1.4.3 西医病因病理

（1）心理、精神因素导致的失眠

心理因素，如焦虑、烦躁不安或情绪低落、心情不愉快等，都是引起失眠的重要原因。生活的打击、工作与学习的压力、未遂的意愿及社会环境的变化等，会使人产生心理和生理反应，导致神经系统的功能异常，造成大脑的功能障碍，从而引起失眠。

（2）因身体疾病造成的失眠

失眠的身体疾病有心脏病、肾病、哮喘、溃疡病、关节炎、骨关节病、肠胃病、高血压、睡眠呼吸暂停综合征、甲状腺功能亢进、夜间肌阵挛综合征、脑疾病等。

（3）因生理造成的失眠

环境的改变，会使人产生生理上的反应，如乘坐车、船、飞机时睡眠环境的变化；卧室内强光、噪音、过冷或过热都可能使人失眠。有的人对环境的适应性强，有的人则非常敏感、适应性差，环境一改变就睡不好。

（4）服用药物和其他物质引起的失眠

服用中枢兴奋药物可导致失眠，如减肥药苯丙胺等。长期服用安眠药，一旦戒掉，也会出现戒断症状（睡眠浅，噩梦多）。茶、咖啡、可乐类饮料等含有中枢神经兴奋剂（咖啡碱），晚间饮用可引起失眠。酒精干扰人的睡眠结构，使睡眠变浅，一旦戒酒也会因戒断反应引起失眠。

（5）对失眠的恐惧引起的失眠

有的人对睡眠的期望过高，认为睡得好，身体就百病不侵，睡得不好，身体上易出各种毛病。这种对睡眠的过分迷信，增加了睡眠的压力，容易引起失眠。

1.4.4　临床表现

入睡困难；不能熟睡，睡眠时间减少；早醒、醒后无法再入睡；频频从噩梦中惊醒，自感整夜都在做噩梦；睡过之后精力没有恢复；发病时间可长可短，短者数天可好转，长者持续数日难以恢复；容易被惊醒，有的对声音敏感，有的对灯光敏感；很多失眠的人喜欢胡思乱想；长时间的失眠会导致神经衰弱和抑郁症，而神经衰弱患者的病症又会加重失眠。

1.4.5　临床诊断

（1）中医诊断

①肝郁化火：失眠，性情急躁易怒，不思饮食，口渴喜饮，目赤口苦，小便黄赤，大便秘结，舌红苔黄，脉弦而数。

②胃府不和：失眠，头晕目眩，痰多胸闷，恶食嗳气，吞酸恶心，心烦口苦，或见呕哕痰涎，舌苔黄腻，脉滑或弦。

③心肾不交：心烦失眠，心悸不安，头晕耳鸣，五心烦热，健忘，盗汗，梦遗，腰膝酸软，口干津少，舌红，脉细数。

④心脾两虚：夜来不易入寐，寐则多梦易醒，心悸健忘，面色少华，头晕目眩，神疲乏力，自汗出，纳呆脘痞，便溏，舌淡，苔薄白，脉细弱。

⑤心胆气虚：不寐多梦，易于惊醒，胆怯心悸，气短倦怠，小便清长，舌淡苔白，脉弦细。

（2）西医诊断

通常指患者对睡眠时间和（或）质量不满足，并影响白天社会功能的一种主观体验。按临床常见的失眠形式有：

①睡眠潜伏期延长：入睡时间超过30分钟。

②睡眠维持障碍：夜间觉醒次数≥2次或凌晨早醒。

③睡眠质量下降：睡眠浅、多梦。

④总睡眠时间缩短：通常少于6小时。

⑤日间残留效应：次晨感到头昏、精神不振、嗜睡、乏

力等。

1.4.6 新九针技术运用心得

（1）新九针组合技术

选取针具：梅花针、磁圆梅针、毫针、三头火针。

操作规程：梅花针叩刺头部诸经、手足部井穴。

磁圆梅针叩刺华佗夹脊穴（从项至腰骶）、手厥阴心包经肘以下循行线。

毫针取百会、四神聪、印堂、神门、安眠穴，用平补平泻法，留针。

三头火针取脐周穴（神阙四周各1寸）点灸3～5针。

随证加减：肝郁化火加风池、内关、行间，毫针针刺，用泻法。胃府不和，痰热内盛加中脘、内关、丰隆，毫针针刺，用泻法。心肾不交加内关、太溪，毫针针刺，用补法；太冲，毫针针刺，用泻法；心俞、肾俞，毫针针刺，用平补平泻法。心脾两虚加内关、心俞、脾俞、足三里、中脘，毫针针刺，用补法。心胆气虚加心俞、胆俞、脾俞、足三里，毫针针刺，用补法。

操作间隔：梅花针、磁圆梅针、毫针每天1次，10次为1个疗程；三头火针1周2次，4次为1个疗程。

（2）治疗心得

①梅花针、磁圆梅针临证应用可择其一即可。可让患者自己备用磁圆梅针，睡前自行叩刺头部督脉、太阳经脉，内关。

②本病发病与心理因素密切相关，应配合心理暗示治疗。

③本病治疗，见效慢，疗程长，病愈后还应坚持梅花针或磁圆梅针疗法2～4周以防止疾病复发。

④注意祛除或避免发病病因或诱因，加强意志锻炼、保持心

情舒畅，每天参加适当的体力劳动，加强体育锻炼、增强体质。

1.5　急性胃肠炎

1.5.1　概述

急性胃肠炎是由多种不同原因，如细菌感染、病毒感染、毒素、化学品作用等引起的胃肠道急性、弥漫性炎症。大多数急性胃肠炎由于食入带有细菌或毒素的食物如变质、腐败、受污染的主副食品等引起，且多发生在夏秋季节。急性胃肠炎起病急，常在 24 小时内发病，主要表现为上消化道症状及程度不同的腹泻和腹部不适，随后出现电解质和液体的丢失。患者以青年人多见。

急性胃肠炎属中医"霍乱""泄泻"或"呕吐"范畴。

1.5.2　中医病因病机

中医学认为，本病主要由于感受暑湿、寒湿秽浊之气及饮食不洁，损伤脾胃，运化失司，气机不利，升降失调，清浊相干，乱于肠胃，上吐下泻而发病。《丹溪心法·霍乱》说："内有所积，外有所感，致成吐泻。"

1.5.3　西医病因病理

急性胃肠炎是由于食进含有病原菌及其毒素的食物，或饮食不当，如过量食用有刺激性的不易消化的食物而引起的胃肠道黏膜急性炎症性改变。在我国，以夏、秋两季发病率较高，无性别差异，一般潜伏期为 12～36 小时。沙门氏菌属是引起急性胃肠炎的主要病原菌，其中以鼠伤寒沙门氏菌、肠炎沙门氏菌、猪霍乱沙门氏菌、鸡沙门氏菌、鸭沙门氏菌较为常见。

1.5.4　临床表现

急性胃肠炎的临床表现为恶心、呕吐、腹痛、腹泻、发热等，严重者可致脱水、电解质紊乱、休克等。患者多表现为恶心、呕吐在先；继以腹泻，每天 3～5 次，甚至数十次不等，大便多呈水样，深黄色或带绿色，恶臭，可伴有腹部绞痛、发热、全身酸痛等症状。

1.5.5　临床诊断

（1）中医诊断

①食滞胃肠：恶心厌食，得食欲甚，吐后反快，腹痛，泻下秽臭，急迫不爽，泻后痛减，苔厚腻，脉滑实。

②寒湿阻滞：呕吐清水，恶心，腹泻如水，腹痛肠鸣并伴有畏寒发热，颈项或全身关节酸痛，苔薄白或白腻，脉濡。

③胃肠湿热：起病急骤，恶心频繁，呕吐吞酸，腹痛阵作，泻下急迫，便行不爽，便色黄褐而臭，口渴欲饮，心烦，尿短赤少，苔黄腻，脉濡数或滑数。

④虚脱：吐泻频频，面色苍白，大汗淋漓，四肢厥冷，腹痛喜按。

（2）西医诊断

①有暴饮暴食或吃不洁、腐败变质食物史。

②起病急，恶心、呕吐频繁，剧烈腹痛，频繁腹泻，多为水样便，可含有未消化食物，少量黏液，甚至血液等。

③常有发热、头痛、全身不适及程度不同的中毒症状。

④呕吐、腹泻严重者，可有脱水、酸中毒，甚至休克等。

⑤体征不明显，上腹及脐周有压痛，无肌肉紧张及反跳痛，

肠鸣音多亢进。

⑥大便常规检查及粪便培养可发现致病菌，血白细胞计数可正常或升高。

1.5.6　新九针技术运用心得

（1）新九针组合技术

选取针具：磁圆梅针、细火针、锋钩针、毫针。

操作规程：磁圆梅针中、重度手法叩刺督脉（胸、腰段）、腰背夹脊、膀胱经（腰、背部）、任脉（上、下腹部）、胃经（上、下腹部）、脾经（上、下腹部）5～7遍，至皮肤发红。

锋钩针点刺曲泽、委中穴出血。

细火针浅疾刺至阳、脾俞、胃俞、大肠俞，深疾刺中脘、天枢、足三里、上巨虚、止泻穴（前正中线脐下2.5寸）。

毫针取穴同火针，交替使用，多用泻法，留针30分钟。呕吐不止者，可点刺金津、玉液。

随证加减：食滞胃肠加上脘、下脘，细火针深疾刺或毫针针刺，用泻法；寒湿阻滞加肺俞、阴陵泉，细火针疾刺或毫针针刺；胃肠湿热加大椎、肝俞、阴陵泉，细火针疾刺或毫针针刺；虚脱加人中、内关，毫针强刺激，不留针。

操作间隔：磁圆梅针、毫针每天1次，5次为1个疗程；锋钩针1次为1个疗程；火针隔日1次，3次为1个疗程。

（2）治疗心得

①曲泽、委中放血，乃古人配穴验方，只是有的书上或作曲泽，或为尺泽，临床上当以肘窝找静脉明显迂曲处最佳。

②吐泻严重，有脱水、酸中毒，甚至休克者，应在针刺救急后立即转诊西医为妥。

③治疗期间应禁食补液，及时纠正电解质紊乱，预防脱水休克及酸中毒等并发症。

④嘱咐患者注意饮食卫生，不吃腐败变质食物，不喝生水，养成饭前便后洗手的习惯。

⑤素体脾胃不和者应参照慢性胃肠炎治疗调理，增强体质，避免急性发病。

1.6 慢性胃炎

1.6.1 概述

慢性胃炎系指不同病因引起的胃黏膜慢性炎症或萎缩性病变。慢性胃炎十分常见，占接受胃镜检查患者的80% ~ 90%，男性多于女性，随着年龄增长发病率逐渐增高。1982年，我国慢性胃炎学术会议将慢性胃炎分为慢性浅表性胃炎与慢性萎缩性胃炎。

慢性胃炎属于中医"胃脘痛""呕吐"范畴。

1.6.2 中医病因病机

慢性胃炎发生的常见原因有寒邪客胃、饮食伤胃、肝气犯胃和脾胃虚弱等。胃主受纳腐熟水谷，若寒邪客于胃中，寒凝不散，阻滞气机，可致胃气不和而疼痛；或因饮食不节，饥饱无度，或过食肥甘，食滞不化，气机受阻，胃失和降引起胃痛；肝对脾胃有疏泄作用，如因恼怒抑郁，气郁伤肝，肝失条达，横逆犯胃，亦可发生胃痛；若劳倦内伤，久病脾胃虚弱，或禀赋不足，中阳亏虚，胃失温养，内寒滋生，中焦虚寒而痛；亦有气郁日久，瘀血内结，气滞血瘀，阻碍中焦气机，而致胃痛发作。总之，胃痛发生的总病机分为虚实两端，实证为气机阻滞，不通则痛；虚证为胃府失于温煦或濡养，失养则痛。

1.6.3　西医病因病理

现已明确，幽门螺旋杆菌感染为慢性胃炎的最主要的病因，幽门螺旋杆菌呈螺旋形，具有鞭毛结构，可在黏液层中自由泳动，并且幽门螺旋杆菌在黏液上具有靶位，可与上皮细胞及黏液的糖蛋白和糖脂靶位结合，与黏膜细胞紧密接触，而使微绒毛脱落，细胞骨架破坏，产生多种酶及代谢产物，如尿素酶及其产物氨、过氧化物歧化酶、蛋白溶解酶，同时引起胃上皮细胞释放 IL－1、IL－8 等细胞因子，引起中性粒细胞从血管内移行到胃上皮处并被激活，它可以释放代谢产物和蛋白溶解酶，使胃黏膜损害。幽门螺旋杆菌还可以引起单核细胞、嗜碱性细胞、嗜酸性细胞等激活，进一步加重胃黏膜的损害，因此又将慢性胃炎称为幽门螺旋杆菌相关性胃炎。

其他物理性、化学性及生物性有害因素（如非类固醇药物、刺激性化学物质、致病微生物、胆汁等）长期反复作用于易感人体也可引起慢性胃炎。

1.6.4　临床表现

慢性胃炎缺乏特异性症状，症状的轻重与胃黏膜的病变程度并非一致。大多数患者常无症状或有程度不同的消化不良症状，如上腹隐痛，食欲减退，餐后饱胀、反酸等。慢性萎缩性胃炎患者可有贫血、消瘦、舌炎、腹泻等。个别伴有黏膜糜烂者，上腹部疼痛较明显，并可有出血。

1.6.5 临床诊断

（1）中医诊断

①实证：症见上腹胃脘部暴痛，痛势较剧，痛处拒按，饥时痛减，纳后痛增。

寒邪犯胃：胃痛暴作，脘腹得温痛减，遇寒则痛增，恶寒喜暖，口不渴，喜热饮，或伴恶寒，苔薄白，脉弦紧。

饮食停滞：胃脘胀满疼痛，嗳腐吞酸，嘈杂不舒，呕吐或矢气后痛减，大便不爽，苔厚腻，脉滑。

肝气犯胃：胃脘胀满，脘痛连胁，嗳气频频，吞酸，大便不畅，每因情志因素而诱发，心烦易怒，善太息，苔薄白，脉弦。

气滞血瘀：胃痛拒按，痛有定处，食后痛甚，或有呕血便黑，舌质紫暗或有瘀斑，脉细涩。

②虚证：症见上腹胃脘部疼痛隐隐，痛处喜按，空腹痛甚，纳后痛减。

脾胃虚寒：兼见泛吐清水，喜暖，大便溏薄，神疲乏力，或手足不温，舌淡苔薄，脉虚弱或迟缓。

胃阴不足：胃脘灼热隐痛，似饥而不欲食，咽干口燥，大便干结，舌红少津，脉弦细或细数。

（2）西医诊断

慢性胃炎症状无特异性，约半数患者有上腹部不适、钝痛、烧灼痛、泛酸、饱胀、恶心、嗳气、食欲减退等消化不良症状；有糜烂者可有少量或大量上消化道出血。体征多不明显，可有上腹部压痛，部分患者可伴贫血、消瘦、舌炎等。

胃镜检查：慢性浅表性胃炎，胃黏膜可见红斑（点、片状、条状）、粗糙不平、出血点或斑；慢性萎缩性胃炎，胃黏膜呈颗粒状，黏膜血管显露，色泽灰暗。如同时存在平坦糜烂、隆起糜烂或胆汁反流，则诊断为慢性浅表性胃炎或慢性萎缩性胃炎伴糜烂或胆汁反流。

胃液分析：慢性浅表性肥厚性胃炎胃液酸度可在正常范围或偏高，慢性萎缩性胃炎大多数偏低。

幽门螺旋杆菌相关性胃炎的诊断：组织学、尿素酶、细菌培养、尿素呼气实验任意一项阳性。

1.6.6　新九针技术运用心得

（1）新九针组合技术一

选取针具：磁圆梅针、锋钩针、细火针、毫针。

操作规程：磁圆梅针中度手法叩刺督脉（胸、腰段）、腰背夹脊、膀胱经第1侧线（腰背两侧）3~5遍，至皮肤发红（重叩胸7~12段），也可中度手法叩刺中脘、足三里、内关，至皮肤发红。

锋钩针钩刺脾俞、胃俞出血。

细火针浅疾刺至阳、脾俞、胃俞，深疾刺中脘、足三里。

毫针针刺中脘、内关、足三里，用平补平泻法。

随证加减：寒邪犯胃加风门、肺俞，毫针针刺，针后拔罐；饮食停滞加上脘、下脘、天枢，毫针针刺，用泻法；肝气犯胃加肝俞、太冲，毫针针刺，用泻法；气滞血瘀加肝俞、膈俞，毫针针刺，用泻法。

操作间隔：磁圆梅针、毫针每天1次，10次为1个疗程；锋钩针1周1次，2次为1个疗程；细火针1周2~3次，3次为1个疗程。

主治：慢性胃炎实证。

（2）新九针组合技术二

选取针具：磁圆梅针、细火针、毫针。

操作规程：磁圆梅针中度手法叩刺督脉（胸、腰段）、腰背夹脊、膀胱经第1侧线（腰背两侧）3～5遍，至皮肤发红（重叩胸7～12段），也可中度手法叩刺中脘、足三里、内关，至皮肤发红。

细火针浅疾刺至阳、脾俞、胃俞，深疾刺中脘、足三里。

毫针针刺中脘、内关、足三里，用平补平泻法。

随证加减：脾胃虚寒加命门、气海，温针灸；胃阴不足加内庭、太溪，毫针针刺，用补法。

操作间隔：磁圆梅针、毫针每天1次，10次为1个疗程；细火针1周2～3次，5次为1个疗程。

主治：慢性胃炎虚证。

（3）*治疗心得*

①治疗慢性胃炎，采取新九针疗法与埋线疗法配合使用，远期疗效更佳，且不易复发。

②至阳既是胃病的诊断点，又是治疗点。火针点刺至阳可取速效。

③临床施治需诊断明确，最好要求患者进行胃镜检查，排除恶性病变。慢性萎缩性胃炎病程较长，特别是伴非典型性增生的患者应注意复查胃镜，可针药联合使用。

④慢性胃炎的临床表现有时与心肌梗死、肝胆疾患及胰腺炎的临床表现相似，须注意鉴别。如伴发溃疡病出血在穿孔等重症时，应及时采取措施或外科治疗。

⑤缓解精神紧张，保持情绪乐观，饮食规律，戒酒，少饮浓茶、咖啡，少食辛辣、过热和粗糙食物。

1.7　非特异性溃疡性结肠炎

1.7.1　概述

非特异性溃疡性结肠炎是一种原因不明的慢性结肠炎，病变主要位于结肠的黏膜层及黏膜下层，且以溃疡为主。非特异性溃疡性结肠炎多累及直肠和远端结肠，但可向近端扩展，以至遍及整个结肠，临床表现有腹泻、黏液脓血便、腹痛和里急后重，病程漫长，轻重不一，常反复发作，有活动期与缓解期。

非特异性溃疡性结肠炎可发生在任何年龄，多见于20～50岁，也可见于儿童或老年，男女发病率无明显差别。近年来，非特异性溃疡性结肠炎患病率有所增加，病程一般呈慢性迁延过程，常反复急性发作，预后较差；轻型及有长期缓解者预后较好；暴发型、有并发症或年龄超过60岁者则预后甚差。

非特异性溃疡性结肠炎属中医"泄泻"范畴。

1.7.2　中医病因病机

非特异性溃疡性结肠炎病位在肠，但关键病变脏腑在脾胃。此外，尚与肝、肾有密切关系。不论是肠府本身的原因还是由于其他脏腑病变影响到肠府，均可导致大肠的传导功能和小肠的泌别清浊功能失常而发生泄泻。由于"大肠、小肠皆属于胃"，所以，泄泻的病机主要在于脾胃的功能障碍，脾虚湿盛是其关键。正如《素问·阴阳应象大论》所说："湿盛则濡泄。"非特异性溃疡性结肠炎常因外邪、饮食、情志等因素诱发，多反复发作。

1.7.3　西医病因病理

一般认为，非特异性溃疡性结肠炎的发生为遗传易感者，再通过外源因素（感染、精神因素等）使肠黏膜的正常防御作用削弱，引起肠黏膜损伤，致敏肠道淋巴组织，导致免疫调节和反馈失常，形成自身免疫反应，而出现慢性、持续性、炎症性的反应。

非特异性溃疡性结肠炎主要病变在直肠、乙状结肠，向上蔓延可累及降结肠，甚至全结肠，病理改变集中在黏膜层或黏膜下层，黏膜充血、水肿、变脆，触之易出血，常有密集细小的溃疡，肉眼观察呈磨砂玻璃样，并可形成沿肠纵轴的椭圆浅表溃疡，有的融成较大不规则溃疡，黏膜面覆有脓血黏液，具有弥漫性、表浅性、连续性的特点。

非特异性溃疡性结肠炎最早的病变发生在肠腺基底的隐窝上皮，大量中性粒细胞浸润而形成小脓疡，进而相互连接形成溃疡，严重时溃疡蔓延全结肠，发生中毒性结肠扩张。溃疡侵入肌层及浆膜层可并发穿孔。溃疡愈合后黏膜再生可致假息肉，少数患者可癌变。因疤痕增生等可致肠管变短，严重者结肠袋消失，肠腔变窄。

1.7.4　临床表现

非特异性溃疡性结肠炎在病初症状较轻，粪便表面有黏液，以后便次增多，重者每天排便 10～30 次，粪中常混有脓血和黏液，可呈糊状软便。便血也是较常见的症状，主要由于结肠黏膜局部缺血及溶解纤维蛋白的活力增加所致。一般为小量便血，重者可呈大量便血或血水样便。腹痛多局限左下腹或下腹部，轻症者亦可无腹痛，随病情发展腹痛加剧，排便后可缓解。里急后重系由于炎症刺激直肠所致，并常有骶部不适。消化不良时常表现厌食、饱胀、嗳气、上腹不适、恶心、呕吐等。

1.7.5　临床诊断

（1）中医诊断

①湿热蕴结：腹痛，腹泻，里急后重，便次增多，便中夹有脓血，纳呆，胸闷，面色萎黄，心烦口渴，舌质淡、苔白腻或黄腻，脉滑数。

②脾肾两虚：肠鸣腹泻，或便中夹黏液或黏液血便，面色㿠白，腰膝酸软，睡眠欠佳，倦怠神疲，舌淡苔白，多见黎明前腹泻，形寒肢冷，脉沉细无力。

③脾虚湿滞：病程较长，腹泻每日数次，或时夹有黏液脓血，时有腹痛，面色不华，倦怠无力，纳少，舌淡苔白，脉细弱。

④血瘀肠络：泄泻不爽，腹痛有定处，按之痛甚，面色晦滞，口干不欲多饮，舌边有紫斑或色暗红，脉弦涩。

（2）西医诊断

①一般起病较慢，少数急骤，病程呈慢性过程，迁延数年至数十年，常有发作期与缓解期交替，或持续并逐渐加重，偶见急性暴发过程。临床表现与病程长短、病变范围及有无并发症等有关。

②腹部症状：有轻重不一的腹泻，轻者每日排便2～3次，或腹泻与便秘交替出现；重者排便频繁，可每1～2小时1次，粪质多糊状，混有黏液、脓血，也可只排黏液脓血便而无粪质。病变缓解期可无酸痛或仅有腹部不适，一般诉有轻度至中度腹痛，

或在下腹的阵痛，亦可涉及全腹，有疼痛－便意－便后缓解的规律，若并发中毒性结肠扩张或炎症涉及腹膜，有持续性剧烈腹痛。

③其他症状：上腹饱胀不适、嗳气、恶心、呕吐、食欲不振、里急后重者常有腹部不适。

④全身症状：急性期或急性发作期常有低度或中度发热，重症可有高热、心率加速等中毒之症状，亦可出现身体衰弱、消瘦、贫血、水与电解质平衡紊乱，以及肠道蛋白质丢失所致的低蛋白血症等。

⑤辅助检查：直肠指检，常有触痛，肛门括约肌常痉挛，但在急性中毒症状较重的患者可松弛；血液检查，严重患者可出现高凝血、血清蛋白降低、电解质紊乱（尤以低血钾突出），活动期患者血流常增速；粪便检查，肉眼可见血、脓和黏液，涂片镜检见红、白细胞或脓细胞；肠镜检查，对本病诊断有重要价值；X线钡剂检查，有利于了解整个胃肠道的情况，早期可见结肠黏膜紊乱，晚期可见管腔狭窄、结肠缩短、息肉引起的充盈缺损等。

1.7.6　新九针技术运用心得

（1）新九针组合技术

选取针具：磁圆梅针、细火针、毫针。

操作规程：磁圆梅针中度手法叩刺背部督脉、华佗夹脊线、足太阳膀胱经第1侧线2~3次，重点叩刺至阳、脾俞、胃俞、三焦俞、大肠俞、小肠俞，每穴3~5次；中度手法叩刺腹部任脉、阳明经至皮肤发红为度。

细火针浅疾刺肺俞、至阳、脾俞，深疾刺大肠俞、小肠俞、中脘、天枢、足三里、止泻穴。

毫针取穴同细火针，可加灸。

随证加减：湿热蕴结加商阳锋钩针刺血；曲池、阴陵泉，毫针针刺，用泻法；脾肾两虚加肾俞、气海、关元，温针灸；脾虚湿滞加胃俞、阴陵泉，毫针针刺，用泻法；血瘀肠络加膈俞、肝俞、血海，毫针针刺，用泻法。

操作间隔：磁圆梅针、毫针每天 1 次，5 次为 1 个疗程；火针 1 周 2 次，3~5 次为 1 个疗程。

（2）治疗心得

①治疗本病，以新九针疗法配合埋线、中药灌肠疗效更佳。

②对于急性发作的患者可适当增加治疗时间，毫针每天 2 次，火针每周 3~5 次，只是火针操作时，3 天内避开前次火针刺激穴位；对于慢性发作的患者可适当减少治疗时间，毫针每周 1~3 次，火针每周或两周 1 次。

③非特异性溃疡性结肠炎病情缠绵反复，治疗非一时能获效，嘱患者一定坚持治疗。

④对于暴泄的患者，出现脱水、电解质紊乱时，必须配合西医治疗，如补液等支持治疗。

⑤非特异性溃疡性结肠炎活动期，患者应卧床休息，进食宜稀软，忌食生冷、油腻及刺激性食物。

1.8 便秘

1.8.1 概述

便秘是粪便在肠内滞留过久，秘结不通；排便困难或欲大便而艰涩不畅的一种病症。便秘分为器质性便秘和功能性便秘。器质性便秘是指由于消化道器质性病变而导致的便秘；功能性便秘是指无器质性病变由于大肠及肛管功能活动异常而引起的便秘。

中医称便秘为"大便难""脾约""后不利""秘涩""秘结""阴结""阳结""肠结""冷秘""气秘"等。

1.8.2　中医病因病机

便秘的病位在肠，但与脾、胃、肺、肝、肾等功能失调均有关联。

便秘的病机为大肠传导功能失常，粪便在肠内停留时间过久，水液被吸收，以致便质干燥难解。便秘可分为实证和虚证两类。实证便秘，多由素体阳盛，嗜食辛辣厚味，以致胃肠积热，或邪热内燔，津液受灼，肠道燥热，大便干结；或因情志不畅，忧愁思虑过度，或久坐少动，肺气不降，肠道气机郁滞，通降失常，传导失职，糟粕内停，而成便秘。虚证便秘，多由病后、产后，气血两伤未复，或年迈体弱，气血亏耗所致，气虚则大肠传导无力，血虚则肠失滋润；或下焦阳气不充，阴寒凝结，腑气受阻，糟粕不行，凝结肠道而成便秘。

1.8.3　西医病因病理

便秘有器质性便秘和功能性便秘。

（1）器质性便秘

肠管器质性病变包括肿瘤、炎症或其他原因引起的肠腔狭窄或梗阻；直肠、肛门病变包括直肠脱垂、痔疮、直肠前膨出、耻骨直肠肌肥厚、耻直分离、盆底病等；内分泌或代谢性疾病包括糖尿病、甲状腺功能低下、甲状旁腺疾病等；系统性疾病如硬皮病、红斑狼疮等；神经系统疾病包括中枢性脑部疾患、脑卒中、脊髓损伤及周围神经病变等；药物性因素，如铁剂、阿片类药、抗抑郁药、抗帕金森病药、钙通道拮抗剂、利尿剂及抗组胺药等。

（2）功能性便秘

如果便秘无上述明确病因，称为功能性便秘。其发生与多种因素有关，包括进食量少、食物缺乏纤维素或水分不足，对结肠运动的刺激减少；因工作紧张、生活节奏过快、工作性质和时间变化、精神因素等干扰了正常的排便习惯；腹肌及盆腔肌张力不足，排便推动力不足，难于将粪便排出体外；滥用泻药，形成药物依赖，造成便秘；年老体弱、活动过少、肠痉挛导致排便困难，或由于结肠冗长所致。

1.8.4 临床表现

以排便困难为主症，两日以上至 1 周大便 1 次，粪质干硬，排出困难；或虽然每日大便 1 次，但粪质干燥坚硬，排出困难；或粪质并不干硬，也有便意，但排出困难等。常伴有腹胀、腹痛、头晕、便血等症状，部分患者还伴有失眠、烦躁、多梦、抑郁、焦虑等精神心理障碍。

1.8.5 临床诊断

（1）中医诊断

①热秘：大便干结，腹胀腹痛，面红身热，口干口臭，小便短赤，舌红，苔黄燥，脉滑数。

②气秘：大便秘结，欲便不得，腹痛连及两胁，嗳气频作或善太息，得矢气或便后则舒，苔薄腻，脉弦。

③冷秘：大便秘结，腹部拘急冷痛，拒按，手足不温，苔白

腻，脉弦紧或沉迟。

④虚秘：虽有便意但排便不畅，或数日不便但腹无所苦，临厕努挣乏力，心悸气短，面色无华，舌质淡，脉细弱。

（2）西医诊断

大便量少、质硬，排出困难；或伴有长时间用力排便、直肠胀感及排便不尽感，甚至需用手法帮助排便；在不使用泻剂的情况下，7日内自发性排空粪便不超过两次或长期无便意。

患者便秘症状的特点（便意、便次、排便费力及粪便性状等）、伴随症状、基础疾病、药物因素、有无警报征象等，以及患者的饮食结构、对疾病的认知程度和心理状态等都应纳入诊断范围。

国际上通用的便秘诊断标准是罗马标准，罗马委员会对功能性胃肠病进行了系列跟踪研究，先后制定了罗马 I、II、III 标准。罗马 III 标准中便秘的诊断标准如下：

在过去 12 个月中，至少 12 周连续或间断出现以下两个或两个以上症状：

① >1/4 的时间有排便费力；

② >1/4 的时间有粪便呈团块或硬结；

③ >1/4 的时间有排便不尽感；

④ >1/4 的时间有排便时肛门阻塞感或肛门直肠梗阻；

⑤ >1/4 的时间有排便需用手法协助；

⑥ >1/4 的时间有每周排便 <3 次，日排便量小于35g。

便秘的检查：内镜检查可观察结肠和直肠黏膜情况，排除器质性病变。部分患者可见结肠黏膜呈弥漫性黑褐色斑点，称结肠黑变病，为肠黏膜脂褐素沉着，多与长期服用泻剂有关。影像学检查，腹部 X 线平片能显示肠腔扩张、粪便存留及气液平面。钡剂灌肠可发现巨直肠和巨结肠。CT（电子计算机断层扫描）或 MRI（核磁共振成像）主要用于发现肠道有无肿块或狭窄。

1.8.6　新九针技术运用心得

（1）新九针组合技术

选取针具：磁圆梅针、细火针、员利针、毫针。

操作规程：磁圆梅针中、重度手法叩刺脾俞以下背俞穴、腹部任脉、膝以下阳明经，从上向下连叩 3～5 次，叩至皮肤充血为度。

细火针浅疾刺至阳、脾俞，深疾刺大肠俞、天枢、腹结、上巨虚。

员利针深刺大肠俞、代秩边。

毫针针刺支沟、天枢、大肠俞、阳陵泉、大横或腹结，天枢、腹结采用滞针手法。

随证加减：热秘加大椎、曲池，毫针针刺，用泻法；气秘加气海、行间，毫针针刺，用平补平泻法；冷秘加照海、关元俞，毫针采用温针疗法；虚秘加足三里、关元，毫针针刺，用补法，可加灸。

操作间隔：磁圆梅针、毫针每天 1 次，10 次为 1 个疗程；员利针隔日 1 次，5 次为 1 个疗程；细火针 1 周 2 次，3 次为 1 个疗程。

（2）治疗心得

①新九针组合技术治疗便秘不仅弥补了单一针具刺激量小、疗效不稳定等不足，而且精选腧穴，突出主穴，结合多种针具、操作方法、步骤明确，易于掌握，尤其对于习惯性便秘、产后便

秘效果更佳，这可能与长期持续刺激穴位、改善肠蠕动及分泌功能有关。若新九针技术配合穴位埋线疗法，效果更佳。

②便秘的治疗易见效，但疗效较难维持，故而应要求患者坚持治疗，勿急躁。

③应要求患者养成良好的饮食及排便习惯，饮食宜清淡，多食粗纤维蔬菜、水果，每日定时排便。

1.9　慢性胆囊炎

1.9.1　概述

慢性胆囊炎是胆道感染中的一类疾病，由急性或亚急性胆囊炎反复发作，或长期存在的胆囊结石所致胆囊功能异常。临床表现无特异性，常见的是右上腹部或心窝部隐痛，食后饱胀不适，嗳气，进食油腻食物后可有恶心，偶有呕吐。

慢性胆囊炎属中医"胁痛""胆胀"范畴。

1.9.2　中医病因病机

慢性胆囊炎主要责之于肝、胆。此外，尚与脾、胃的病变有关。由情志抑郁、饮食不调、久病体虚、房劳过度、跌倒损伤、外邪内侵等原因，导致肝气郁结、湿热内蕴、精亏血虚，使肝胆经脉瘀滞不通，或肝胆经脉失养而成。

1.9.3　西医病因病理

结石性胆囊炎由于结缔组织增生和组织水肿使胆囊壁增厚，全层间有淋巴细胞浸润，胆囊内含黏液性物，可见沉淀物，如胆沙或结石；重者肌层被纤维组织代替，胆囊壁瘢痕化，胆囊管被纤维性肿块梗阻。

非结石性胆囊炎是由于胆囊功能异常，排空功能障碍或致病细菌自血循环传播而引起。胆囊管梗阻致病细菌入侵、创伤、化学刺激都能导致急性胆囊炎；急性或亚急性胆囊炎反复发作，将导致慢性胆囊炎，轻者在胆囊壁有炎性细胞浸润或纤维组织增生，重者瘢痕形成，胆囊萎缩，正常结构破坏，并与肝脏紧密粘连，完全失去了浓缩和排出胆汁的功能。

此外，饮食、情绪等亦可诱发慢性胆囊炎或加重病情。

1.9.4　临床表现

慢性胆囊炎无特异的症状和体征，大多数患者有胆绞痛病史，而后有厌食油腻、餐后上腹腹胀、嗳气等消化症状，也会出现上腹部和肩背部隐痛。

1.9.5　临床诊断

（1）中医诊断

①肝气郁结：上腹剑突下胀痛，以胀满为主，可牵扯右上腹或右肩背，疼痛每因情志变化而增减。胸闷，善太息，得嗳气或矢气则舒，纳呆食少，脘腹胀满，苔薄白，脉弦。

②湿热蕴结：上腹剑突下或右上腹胀满隐痛，久久不愈，每因饮食不慎加重，拒按，口干苦，胸闷，纳呆，厌食油腻，恶心呕吐，小便黄赤，或有黄疸，舌苔黄腻，脉弦滑而数。

③瘀血阻络：上腹剑突下或右上腹刺痛无休，压之明显，固定不移，入夜尤甚，有时可及肿大胆囊，舌质紫暗，脉沉涩。

④肝阴不足：上腹剑突下或右上腹隐痛，绵绵不已，程度轻微而喜按，可牵扯右肩背，每因劳累或郁怒诱发或加重，咽干口燥，头晕目眩，两目干涩，舌红，少苔，脉弦细或细数。

（2）西医诊断

①发病特点：多见于女性肥胖者。好发于 30～50 岁。病史较长，常呈慢性迁延性发生，有慢性胆囊炎症状。

②体格检查：右上腹有压痛，胆囊区触痛明显，甚或触及肿大之胆囊。

③血常规检查：白细胞总数增高。

④超声检查：胆囊壁增厚、胆囊缩小或变形、胆囊结石等。

⑤腹部 X 线：可显示结石、膨大的胆囊、胆囊钙化和胆囊乳状不透明阴影等。胆囊造影可见胆囊显影淡或不显影，胆囊缩小或变形，脂餐后胆囊收缩或排空功能不良。

1.9.6 新九针技术运用心得

（1）新九针组合技术

选取针具：磁圆梅针、锋钩针、细火针、毫针。

操作规程：磁圆梅针圆头重叩背俞穴、膝以下足少阳胆经 3～5 遍，至皮肤发红为度，每天 1 次。以磁圆梅针针头中度手法叩刺右侧日月、期门，每穴 10 针。

锋钩针钩刺肝俞、胆俞、至阳出血。

毫针针刺胆俞透夹脊，不留针。日月（右）、期门（右）、梁门（右）、阳陵泉、胆囊穴、丘墟透照海、支沟透内关，用泻法，留针。

细火针疾刺，取穴同毫针，与毫针交替进行。

随证加减：肝气郁结加肝俞、太冲，毫针针刺，用泻法；湿热蕴结加阴陵泉、行间，毫针针刺，用泻法；瘀血阻络加膈俞、血海，毫针针刺，用泻法；肝阴不足加肝俞、三阴交，毫针针刺，用补法。

操作间隔：磁圆梅针、毫针每天 1 次，10 次为 1 个疗程；锋钩针 1 周 1 次，3 次为 1 个疗程；细火针 1 周 2 次，5 次为 1 个疗程。

（2）治疗心得

①新九针技术对慢性胆囊炎的症状有较快地改善作用，但彻底治愈较慢，需坚持治疗一段时间才会达到预期效果。慢性胆囊炎急性发作时，新九针技术可缓解疼痛，但如发现胆囊坏死及穿孔指征，应急转外科处理。

②锋钩针钩刺肝俞、胆俞应注意进针深度，可以采用提捏进针法，以免损伤肺脏造成气胸。

③慢性胆囊炎合并有胆结石的患者，针刺后有时会引发排石，若结石体积大易发生胆总管嵌顿，要做好手术准备。

1.10　偏头痛

1.10.1　概述

偏头痛是临床最常见的原发性头痛类型，临床以发作性中重度、搏动样头痛为主要表现，头痛多为偏侧，一般持续 4～72 小时，可伴有恶心、呕吐，光、声刺激或日常活动均可加重头痛，安静环境、休息可缓解头痛。

偏头痛是一种常见的慢性神经血管性疾患，多起病于儿童和青春期，中青年期达发病高峰。女性多见，男女患者比例为 1:（2～3）。人群患病率为 5%～10%，常有遗传背景。

1.10.2　中医病因病机

中医学认为，偏头痛多与恼怒、紧张、风火痰浊有关。情志不遂，肝失疏泄，郁而化火；或恼怒急躁，肝阳上亢，风火循肝胆经脉上冲头部；或体内素有痰湿，随肝阳上冲而循经走窜，留滞于头部少阳经脉，使经络痹阻不通，故暴痛骤起。

1.10.3　西医病因病理

偏头痛的病因目前尚不清楚，遗传因素、内分泌因素、饮食因素，以及其他因素，如情绪紧张、精神创伤、忧愁、焦虑、饥饿、失眠、外界环境差、气候变化等，均可诱发偏头痛发作。病理机制方面，目前多数学者认可神经血管学说，认为偏头痛属于原发性神经血管疾病之一，由三叉神经血管系统（由 5 – HT IB/ID 受体调节）和中枢神经系统内源性镇痛系统功能缺陷（与遗传有关），加之过多的内外刺激引起。三叉神经不仅具有传导疼痛的作用，而且具有扩张血管作用（通过释出血管活性物）。三叉神经的扩张血管作用与面神经副交感神经的扩血管作用均与偏头痛的发病有关。当三叉神经血管系统及内源性镇痛系统不能调节血管变化、抑制疼痛刺激向上传导时，就会发生偏头痛。

1.10.4　临床表现

偏头痛发作可分为前驱期、先兆期、头痛期和恢复期，但并非所有患者或所有发作均具有上述四期。

前驱期：头痛发作前，患者可有激惹、疲乏、活动少、食欲改变、反复哈欠及颈部发硬等不适症状。

先兆期：先兆指头痛发作之前出现的可逆的局灶性脑功能异常症状，可为视觉性、感觉性或语言性。视觉先兆最常见、最典型的表现为闪光性暗点，并逐渐向周边扩展，随后出现暗点。有些患者可能仅有暗点，而无闪光。其次是感觉先兆，表现为以面部和上肢为主的针刺感、麻木感或蚁行感。先兆期也可表现为言语障碍，但不常发生。先兆通常持续 5～30 分钟，不超过 60 分钟。

头痛期：约60%的头痛发作以单侧为主，可左右交替发生，约40%为双侧头痛。头痛多位于颞部，也可位于前额、枕部或枕下部。偏头痛的头痛有一定的特征，程度多为中至重度，性质多样，但以搏动性最具特点。头痛常影响患者的生活和工作，行走、登楼、咳嗽或打喷嚏等简单活动均可加重头痛，故患者多喜卧床休息。偏头痛发作时，常伴有食欲下降，约2/3 的患者伴有恶心，重者呕吐。头痛发作时尚可伴有感知觉增强，表现为对光线、声音和气味敏感，喜欢黑暗、安静的环境。其他较为少见的表现有头晕、直立性低血压、易怒、言语表达困难、记忆力下降、注意力不集中等。部分患者在发作期会出现由正常的非致痛性刺激所产生的疼痛。

恢复期：头痛在持续 4～72 小时的发作后可自行缓解，但患者还可有疲乏、筋疲力尽、易怒、不安、注意力不集中、头皮触痛、欣快、抑郁或其他不适。

1.10.5 临床诊断

（1）中医诊断

①肝阳上亢：头痛而胀，或抽搐跳痛，上冲巅顶，面红耳赤，耳鸣如蝉，心烦易怒，口干口苦，或有胁痛，夜眠不宁，舌红，苔薄黄，脉沉弦有力。

②痰浊内阻：头部跳痛伴有昏重感，胸脘满闷，呕恶痰涎，苔白腻，脉沉弦或沉滑。

③瘀血阻络：头跳痛或如锥如刺，痛有定处，经久不愈，面

色晦暗，舌紫或有瘀斑、瘀点，苔薄白，脉弦或涩。

④气血两虚：头痛而晕，遇劳则重，自汗，气短，畏风，神疲乏力，面色㿠白，舌淡红，苔薄白，脉沉细而弱。

⑤肝肾亏虚：头痛，颧红，潮热，盗汗，五心烦热，烦躁失眠，或遗精，性欲亢进，舌红而干，少苔或无苔，脉细弦或细弦数。

（2）西医诊断

参照 HIS《国际头痛疾病分类》，确定偏头痛的诊断标准如下：

1）无先兆偏头痛

①至少5次疾病发作。

②每次疼痛持续4~72小时（未治疗或治疗无效）。

③至少具有下列中两个特征：单侧性；搏动性；程度为中度或重度（日常活动受限或停止）；因日常的体力活动加重，或导致无法进行日常运动（如走路或爬楼梯）。

④发作期间至少具有下列中的一项：恶心和/或呕吐；畏光、怕声。

⑤不能归因于另一疾病。

2）先兆偏头痛

①至少两次疾病发作。

②先兆包括以下至少一种症状，但没有运动机能减弱：完全可逆的视觉症状，包括阳性的表现（如点状色斑或线形闪光幻觉）和/或阴性的表现（如视野缺损）；完全可逆的感觉症状，包括阳性的表现（如针刺感）和/或阴性的表现（如麻木）；完全可逆的语言障碍。

③以下标准至少两项：双侧视觉症状和/或单侧感觉症状；至少一种先兆症状逐渐发展历时≥5分钟，和/或不同的先兆症状相继出现历时≥5分钟；每种症状持续≥5分钟，且≤60分钟。

④开始时伴有先兆症状发生，或在先兆发生后60分钟以内出现。

⑤不能归因于另一疾病。

1.10.6 新九针技术运用心得

（1）新九针组合技术一

选取针具：梅花针、锋钩针、毫针。

操作规程：梅花针中度手法叩刺头三阳经3～5遍，至皮肤发红为度。重点叩刺太阳、头维、率谷、风池。

锋钩针钩刺患侧风池、率谷、太阳。

毫针针刺取双侧太阳、合谷、太冲。

随证加减：肝阳上亢加肝俞、三阴交，毫针针刺，用泻法；痰浊内阻加丰隆、脾俞，毫针针刺，用泻法。

操作间隔：梅花针、毫针每天1次，5次为1个疗程；锋钩针1周1次，轻者1次即愈，重者3次为1个疗程。

主治：肝阳上亢、痰浊内阻偏头痛。

（2）新九针组合技术二

选取针具：梅花针、三棱针、毫针。

操作规程：梅花针中度手法叩刺头三阳经3～5遍，至皮肤发红为度。重点叩刺太阳、头维、率谷、风池。

三棱针点刺大椎、印堂、太阳穴，挑刺率谷、头维。

毫针针刺双侧太阳、合谷、太冲。

随证加减：毫针加血海、膈俞。

操作间隔：梅花针、毫针每天 1 次，5 次为 1 个疗程；三棱针 1 周 2～3 次，3 次为 1 个疗程。

主治：瘀血阻络偏头痛。

（3）新九针组合技术三

选取针具：梅花针、磁圆梅针、毫针。

操作规程：梅花针中度手法叩刺头三阳经 3～5 遍，至皮肤发红为度。重点叩刺太阳、头维、率谷、风池。

磁圆梅针叩刺督脉、膀胱经第 1 侧线。

毫针针刺取双侧太阳、合谷、太冲穴。

随证加减：气血两虚加脾俞、关元、足三里，毫针针刺，用补法；肝肾亏虚加肝俞、肾俞、太溪，毫针针刺，用补法，可灸。

操作间隔：梅花针、磁圆梅针、毫针每天 1 次，10 次为 1 个疗程。

主治：气血两虚、肝肾亏虚偏头痛。

（4）新九针组合技术四

选取针具：梅花针、细火针、毫针。

操作规程：梅花针中度手法叩刺头三阳经 3～5 遍，至皮肤发红为度。重点叩刺太阳、头维、率谷、风池。

细火针取风池、率谷、太阳、阿是穴。

毫针针刺双侧太阳、合谷、太冲。

随证加减：细火针及毫针应用时，肝阳上亢加肝俞、三阴交；痰浊内阻加丰隆、脾俞；瘀血阻络加血海、膈俞；气血两虚加脾俞、关元、足三里；肝肾亏虚加肝俞、肾俞、太溪。

操作间隔：梅花针、毫针每天 1 次，10 次为 1 个疗程；细火针1周2次，2周为1个疗程。

主治：久治不愈的顽固性偏头痛。

（5）治疗心得

①治疗偏头痛，必须首先排除脑脓肿、脑血管疾病急性期、颅内占位性病变、脑挫裂伤、外伤性颅内血肿等颅脑疾患，应当建议患者行头颅MRI或CT检查，明确诊断后方施以治疗。

②偏头痛绝大多数与寰枢关节紊乱有关，用新九针技术治疗每能手到病除。

③若治疗多次无效，或头痛持续而又逐渐加重者，应查明原因，治疗原发病。

④一般每周行锋钩针治疗1次，梅花针、毫针每日1次，1周为1个疗程。一般1个疗程可愈，最多需要3个疗程。偶有疗效不佳者，再加以火针治疗，1周2次，多能痊愈。而且通过临床观察远期疗效可靠。对头部某一点固定性剧痛者，可单用细火针点刺阿是穴，常有奇效。毫针针刺常需久留针，可留针40分钟~1小时。

⑥部分患者由于偏头痛反复发作，迁延不愈，易产生悲观消极、精神紧张、焦虑恐惧等负面情绪，治疗期间，要给予患者精神上的安慰和鼓励，保持心情愉快，加强疗效，并嘱咐患者劳逸结合。

1.11　周围性面神经麻痹

1.11.1　概述

周围性面神经麻痹是指茎乳突孔内面神经的急性非化脓性炎症所致的急性周围性面瘫。是以口向健侧歪斜、患侧目不能闭为主要表现的病症，又称为口眼㖞斜。

周围性面神经麻痹可发生于任何年龄；一般男性略多于女性，多见于冬季和夏季；发病急速，以一侧面部发病为多见，偶见双侧发病。

周围性面神经麻痹属中医"卒口僻""口㖞"范畴。

1.11.2 中医病因病机

中医学认为，劳作过度，机体正气不足，脉络空虚，卫外不固，风寒或风热乘虚入中面部经络，致气血痹阻，经筋功能失调，筋肉失于约束，出现㖞僻。周围性面瘫包括眼部和口颊部筋肉症状，由于足太阳经筋为"目上冈"，足阳明经筋为"目下冈"，故眼睑不能闭合为足太阳和足阳明经筋功能失调所致；口颊部主要为手太阳和手、足阳明经筋所主，因此，口㖞主要系手太阳和手、足阳明经筋功能失调所致。

1.11.3 西医病因病理

周围性面神经麻痹的病因尚未明确，部分患者因局部受风寒而发病或感染细菌、病毒引起。病理变化主要为面神经水肿、髓鞘或轴突有不同程度的变性，以视乳突管和面神经管内的部分更为显著，一部分患者乳突和面神经管骨细胞也有变性，导致面神经组织缺血、水肿、受压迫、血循环障碍而致病。

1.11.4 临床表现

以口眼㖞斜为主要特点。常在睡眠醒来时发现一侧面部肌肉板滞、麻木、瘫痪，额纹消失，眼裂变大，露睛流泪，鼻唇沟变浅，口角下垂歪向健侧，病侧不能皱眉、蹙额、闭目、露齿、鼓颊；部分患者初起时有耳后疼痛，还可出现患侧舌前2/3

味觉减退或消失，听觉过敏等症。病程迁延日久，可因瘫痪肌肉出现挛缩，口角反牵向患侧，甚则出现面肌痉挛，形成"倒错"现象。

1.11.5　临床诊断

（1）中医诊断

①风寒侵袭：见于发病初期，面部有受凉史，舌淡，苔薄白，脉浮紧。

②风热袭络：见于发病初期，多继发于感冒发热，兼见舌红，苔薄黄，脉浮数。

③气血不足：多见于恢复期或病程较长的患者，兼见肢体困倦无力，面色淡白，头晕等症。

（2）西医诊断

周围性面神经麻痹起病突然；患侧眼裂大，眼睑不能闭合，流泪，额纹消失，不能皱眉；患侧鼻唇沟变浅或平坦、口角低并向健侧牵引。

根据损害部位不同，周围性面神经麻痹可有不同临床表现：茎乳突孔以上影响鼓索支时，则有舌前2/3味觉障碍；损害在镫骨神经处，可有同侧听觉过敏；损害在膝状神经节，可有乳突部疼痛，外耳道与耳郭部的感觉障碍或出现疱疹；损害在膝状神经节以上，可有流泪，唾液减少。

肌电图检查多表现为单相波或无动作电位，多相波减少，甚至出现正锐波和纤颤波。病理学检查示，周围性面神经麻痹的早期病变为面神经水肿和脱髓鞘。

头颅 CT 或 MRI 检查无明显变化。

1.11.6　新九针技术运用心得

（1）新九针组合技术一

选取针具：梅花针、镵针、毫针。

操作规程：梅花针中度手法叩刺头部诸经、颈椎旁夹脊穴、患侧面部 3~5 遍，重点叩刺风池。

镵针划割患侧口腔黏膜，纵向划割 4~5 下，见血即可。

毫针取患侧翳风、阳白、太阳、下关、地仓、迎香，轻浅刺激；取双侧风池、合谷、太冲，用泻法。

随证加减：风寒侵袭，毫针加刺风门、外关；风热袭络，毫针加刺大椎、曲池。

操作间隔：梅花针、毫针每天 1 次，5~10 次为 1 个疗程；镵针 1 周 1 次，1~2 次为 1 个疗程。

主治：周围性面神经麻痹早期（发病 1~2 周内）。

（2）新九针组合技术二

选取针具：梅花针、镵针、毫针。

操作规程：梅花针中度手法叩刺头部诸经、患侧面部 3~5 遍，重点叩刺翳风、阳白、攒竹、迎香、地仓。

镵针划割患侧口腔黏膜，纵向划割 4~5 下，见血即可。

毫针取患侧翳风、阳白、攒竹、太阳、下关、地仓、迎香、人中、承浆、颊车，用平补平泻法，配灸法；取双侧风池、大椎、合谷、太冲，用平补平泻法。

随证加减：气血不足加关元、足三里，可灸。

操作间隔：梅花针、毫针每天 1 次，10~20 次为 1 个疗程；镵针 1 周 1 次，4 次为 1 个疗程。

主治：周围性面神经麻痹恢复期（2~8 周）。

（3）新九针组合技术三

选取针具：梅花针、毫针、细火针、锋钩针。

操作规程：梅花针中度手法叩刺头部诸经、患侧面部 3～5 遍，重点叩刺翳风、阳白、攒竹、迎香、地仓。

毫针取患侧翳风、阳白、攒竹、太阳、下关、地仓、迎香、人中、承浆、颊车，用平补平泻法，配灸法；取双侧风池、大椎、合谷、太冲，用平补平泻法。面部穴可用横刺透穴法，颊车可用鸡爪刺。患侧下关穴深刺 2～2.5 寸深，使患侧产生电麻感。

细火针取患侧风池、阳白、攒竹、太阳、下关、迎香、地仓浅疾刺。

锋钩针钩刺风池、阳白、迎香。

随证加减：气血不足，细火针取关元、足三里深疾刺，毫针加关元、足三里温针灸。

操作间隔：梅花针、毫针 2 天 1 次，10 次为 1 个疗程；细火针 1 周 1 次，4 次为 1 个疗程。

主治：周围性面神经麻痹后遗症期（8 周以上）。

（4）治疗心得

①周围性面神经麻痹是最适宜针灸治疗的常见病、多发病。周围性面神经麻痹的预后与发病原因、面神经损伤部位、病程、有无并发症及病情轻重、发病年龄等有明确的关系，即单纯受寒引起、面神经损伤节段低、年龄小、病情轻者疗效好，痊愈率高；反之，由病毒引起、面神经损伤节段高、年龄大、病情重者，疗效缓慢，特别是由带状疱疹病毒引起的面瘫疗效差，痊愈率低。

②在后期配合健侧面部取穴十分重要，可以预防移向健侧发

病。周围性面神经麻痹在治疗过程中有一定的复发率，主要以50岁以上老年患者为多见，灸足三里可提高疗效，并可防止复发。同时，在治疗期间要避风寒，注意汗出受风，既可提高疗效，又可预防复发。

③对于新病者，面瘫局部一般宜轻刺激；对于久病，顽固性周围性面神经麻痹患者，面瘫局部一般宜重刺激。

④周围性面神经麻痹多因病毒、细菌侵犯面神经，致使其产生炎症、水肿、卡压而发病，故除应用新九针疗法外，急性期一定要配合应用静脉滴注抗病毒、脱水药物，以及激素冲击等治疗，方能及早控制病情，促进恢复，减少后遗症发生。

⑤治疗过程中，告知患者发病7~10天内疾病处于进展期，尤以3天内为多见，病情仍有加重可能。

⑥注意保护患者的患侧眼角膜，可给予护眼药水。

1.12 中风后遗症

1.12.1 概述

中风后遗症指中风患者在半年或半年以上会遗留有"三偏"（偏身感觉障碍、偏盲、偏瘫）、言语障碍、吞咽障碍、认知障碍、日常活动能力障碍及大小便障碍等症状。

中风是中老年的常见病、多发病，是当今世界对人类危害最大的3种疾病之一，具有发病率高、死亡率高、致残率高、复发率高等特点。近年来，由于诊疗水平的提高，中风的死亡率有所降低，但致残率仍居高不下，约80%的存活者尚有不同程度的功能障碍，即中风后遗症，给患者家庭和社会带来了沉重的负担。因此降低致残率，提高康复速度是目前治疗本病的当务之急。

中风后遗症包括脑出血、脑血栓形成、脑栓塞、脑血管痉挛及蛛网膜下腔出血等病所造成的组织、器官的缺损或者功能上的障碍。

中风后遗症属中医"偏瘫""偏枯""偏废"等范畴。

1.12.2　中医病因病机

患者中风之后久病体虚，脾胃受损，气血生化不足，五脏六腑、四肢百骸难以受到温煦滋养。正如《医宗必读·痿》所云："阳明者，胃也，主纳水谷、化精微，以滋养表里，故为五脏六腑之海，而下润宗筋……主束骨而利机关""阳明虚则血气少，不能润养宗筋，故弛纵，宗筋纵则带脉不能收引，故足痿不用"。

1.12.3　西医病因病理

高脂血症可引起动脉粥样硬化，部分心脏病有可能产生附壁血栓，心动过缓则可能引起缺血性中风，而高血压、脑血管先天性异常是蛛网膜下腔出血和脑出血的常见原因。另外，糖尿病与中风关系密切。

当发生缺血性和出血性脑血管意外之后，脑组织缺血或受血肿压迫、推移、脑水肿等而使脑组织功能受损。急性期后，偏瘫逐渐成为痉挛性，上肢屈曲、内收，下肢呈直伸，腱反射亢进。影响到由脑神经控制的运动神经系统，就会出现偏瘫、肢体障碍等相应的后遗症；影响到脑神经控制的语言中枢神经，就会导致语言障碍甚至失语等相应神经系统症状。

1.12.4　临床表现

脑中风后遗症临床最主要的表现是不同程度的运动、感觉及语言障碍。

（1）麻木

患侧肢体，尤其是肢体的末端，如手指或脚趾，或偏瘫侧的面颊部皮肤，有蚁行感觉，或有针刺感，或表现为刺激反应迟钝。麻木常与天气变化有关，天气急剧转变，潮湿闷热，或下雨前后，天气寒冷等情况下，麻木感觉尤其明显。

（2）中枢性面瘫

一侧眼袋以下的面肌瘫痪。表现为鼻唇沟变浅，口角下垂，露齿，鼓颊和吹哨时，口角歪向健侧，流口水，说话时更为明显。

（3）中枢性瘫痪

又称上运动神经元性瘫痪，或称痉挛性瘫痪、硬瘫。是由于大脑皮层运动区椎体细胞及其发出的神经纤维——锥体束受损而产生。由于上运动神经元受损，失去了对下运动神经元的抑制调控作用，使脊髓的反射功能"释放"，产生随意运动减弱或消失。临床上主要表现为肌张力增高，腱反射亢进，出现病理反射，呈痉挛性瘫痪。

（4）言语功能障碍

又称失语症，特别是左侧大脑发生病变，就会影响语言中枢，导致失语。

（4）日常活动能力障碍

不能自己洗漱、穿衣、进食等，生活不能自理。

（5）吞咽障碍

进食、喝水时容易呛咳，严重的会导致吸入性肺炎、窒息等，甚至会引起呼吸骤停。

（6）大便、小便障碍

1.11.5　临床诊断

（1）中医诊断

①气虚血瘀：肢体软弱，偏身麻木，手足肿胀，面色淡白，气短乏力，心悸自汗，舌暗，苔白腻，脉细涩。

②阴虚风动：肢体麻木，心烦失眠，眩晕耳鸣，手足拘挛或蠕动，舌红，苔少，脉细数。

（2）西医诊断

好发年龄为 40 岁以上，有中风病史，以半身不遂、口舌㖞斜、舌强言謇或不语、偏身麻木为主症。

1.12.6　新九针技术运用心得

（1）新九针组合技术

选取针具：梅花针、磁圆梅针、长针、锋钩针、细火针、毫针。

操作规程：梅花针中度手法叩刺头部病灶部位、手足井穴及十二经原穴、络穴，均取双侧，叩刺至微出血为度。头部各经、患侧经穴叩刺 3 次，健侧经穴叩刺 1 次。

磁圆梅针中度手法叩刺背部督脉、膀胱经，以充血为度，叩刺患侧肢体三阳经。重点叩刺肩髃、曲池、合谷、伏兔、足三里、解溪。

长针针刺代秩边，以及髀关透伏兔、足三里透解溪、合阳透承山。

语言不利或饮水进食咳呛者，锋钩针钩刺哑门、风府。

毫针针刺哑门、风府、风池、人迎，不留针；针刺患侧上肢曲池、手三里、三阳络，养老透通里，合谷或三间透后溪；下肢环跳、足三里、阳陵泉、悬钟、解溪、昆仑，太冲透涌泉，留针。曲池、足三里采用温针疗法。

细火针深疾刺四肢穴位，取穴同毫针，与毫针交替使用。

随证加减：气虚血瘀加气海、关元、命门，毫针针刺，用温针疗法；阴虚风动加肝俞、肾俞、太溪，毫针针刺，用补法，留针。足内翻，锋钩针泻照海，毫针补申脉；足外翻，锋钩针泻申脉，毫针补照海；语言不利，锋钩针钩刺哑门，毫针深刺廉泉，留针；便秘，支沟、阳陵泉、天枢、上巨虚，毫针、火针交替进行，长针针刺代秩边（针感传至小腹或肛门）；合并肩周炎，可参照肩周炎论治；五指屈曲难伸，三间透后溪，留针 1 小时以上；肘部拘挛，曲池透少海，留针 1 小时以上；膝部拘挛，膝阳关透曲泉，阳陵泉透阴陵泉，留针；足趾拘挛，太白透束骨，留针；呛水、吞咽困难，毫针深刺完骨 1.5 寸，针尖刺向人迎，不留针，天突、照海留针。

操作间隔：梅花针、磁圆梅针、长针、毫针每天 1 次，20 次为 1 个疗程；锋钩针 1 周 1 次，3 次为 1 个疗程；火针 1 周 2 次，5 次为 1 个疗程。

（2）治疗心得

①应用新九针技术治疗中风后遗症，梅花针、磁圆梅针、长针、毫针为基本治疗，锋钩针与火针可酌情选用。若结合头针疗法并配合康复疗法可增强治疗效果。另外，软瘫患者可以结合电针。

②治疗期间，必须密切观察患者病情，适度康复锻炼，不可过度劳累，谨防二次中风。

③针刺治疗痉挛瘫痪患者时，因肌肉痉挛状态及肌张力增高，容易出现滞针，故患者体位要舒适，留针期间不得随意变换体位。痉挛性患者肢体部位应禁用电针治疗。

④患者应低盐、低脂饮食，调适心理，避免不良刺激，防止跌倒。

1.13　不安腿综合征

1.13.1　概述

不安腿综合征，又称不宁腿综合征，是一种感觉运动障碍疾病，其主要临床表现为夜间睡眠时，双下肢出现极度的不适感，迫使患者不停地移动下肢或下地行走，导致患者严重的睡眠障碍。

不安腿综合征最早由英国 Wills（1685 年）提出，其后 Ekbom（1945 年）作过系统总结，第一次全面予以描述，故又称 Ekbom 综合征。其发病率远远高于其他神经系统疾病。国外的流行病学资料表明，不安腿综合征患病率为总人口的 4% ~29%，我国的患病率估计在 0.7% ~7%。该病可见于各种年龄（包括学龄前儿童），但是更多见于中老年人，女性多于男性。不安腿综合征虽然是一种临床常见病，但是长期以来不为患者和医生认识及重视。据统计，有 32% ~81% 的患者会寻求就诊，其中仅有 6% 的患者能得到正确诊断。

1.13.2　中医病因病机

中医学认为，不安腿综合征多因气血不足、肝肾亏虚、瘀血阻络、湿邪痹阻、湿热下注，致使经脉阻遏，筋脉肌肉失于濡养而产生酸楚不适等异常感觉。不安腿综合征与肝关系密切，肝主筋藏血，若肝血不足，则筋脉失养，可出现肢体酸麻等不适。

1.13.3　西医病因病理

目前认为，不安腿综合征属于中枢神经系统疾病，具体病因尚未完全阐明。不安腿综合征有原发性和继发性之不同。原发性不安腿综合征患者往往伴有家族史，继发性不安腿综合征患者可见于缺铁性贫血、孕妇或产妇、肾脏疾病后期、风湿性疾病、糖尿病、帕金森病、Ⅱ型遗传性运动感觉神经病、Ⅰ/Ⅱ型脊髓小脑性共济失调及多发性硬化等。

不安腿综合征的病理机制尚未完全阐明，目前认为，可能与铁离子代谢或多巴胺系统异常有关。

妊娠后妇女常常有较高的患病率，有较多患者同时也有缺铁性贫血的现象。因此，铁代谢异常可能参与了不安腿综合征的发病机制，但是仍需要进一步研究。另外，多巴胺类药物或多巴受体激动剂对许多不安腿综合征患者有较好的疗效。因此，多巴胺系统异常也有可能在不安腿综合征的发病机制中扮演了重要的角色。

1.13.4　临床表现

不安腿综合征的临床表现是发生于下肢的一种自发的、难以忍受的异常感觉。这种异常感觉常常累及患者小腿的深部如肌肉或骨头，尤其以腓肠肌最常见，部分患者大腿或上肢也可以出现，通常为对称性。患者常主诉在下肢深部有蚂蚁爬或虫子咬、瘙痒感、疼痛、刺痛、烧灼感、撕裂感、蠕动感等不适，有时患者的感觉难以形容。患者为此会有一种急迫的强烈要运动的感觉，并导致过度活动，如翻来覆去、到处走动。休息时，如久坐或长时间开车，也会出现症状，活动可以部分或者完全缓解症状。

正常情况下，夜间卧床时症状变得强烈并且在半夜后达到高峰，患者被迫踢腿、活动关节或者按摩腿部，患者往往形容"没有一个舒适的地方可以放好双腿"。严重者要起床不停地走路，部分患者需要不停地敲打腿部，方可得到缓解。大概 90% 的患者伴有睡眠中周期性肢体动作（PMS）。PMS 是发生在快速动眼相睡眠期的腿部刻板的、重复屈曲动作，可将患者惊醒。患者因此失眠，由于夜间睡眠障碍，导致患者严重的日间嗜睡，工作能力下降，甚至导致记忆力衰退。不安腿综合征患者常常被误诊或漏诊，很多患者症状持续多年，甚至长达 40 年。该病虽然对生命没有危害，但却严重影响患者的生活质量。多数安眠药物治疗无效，患者非常痛苦，很多患者会产生抑郁症、焦虑症、注意力缺陷、药物依赖等疾病，部分患者甚至会产生自杀的念头。

1.13.5 临床诊断

（1）中医诊断

①气虚血瘀：双下肢酸麻或酸胀，有时转筋疼痛，心烦意乱，夜卧不安，面色苍白，神疲乏力，少气懒言，舌紫暗，苔薄白，脉沉涩或细涩。

②肾精亏虚：双下肢酸痛不适，腰脊酸软，夜卧难安，头晕耳鸣，两目干涩，失眠健忘，精力减退，或咽干口燥，五心烦热，遗精盗汗，舌红少苔，脉弦细或细数。

③肝血不足：双下肢酸沉不适，偶有抽搐疼痛，夜间加重，面色无华，爪甲不荣，失眠多梦，舌淡苔白，脉弦细。

④湿热下注：双下肢酸软，憋胀不适，捶之则稍舒，伴全身倦怠，食欲不振，口苦口干，小便短黄，或下肢浮肿，舌红，苔黄腻，脉濡数。

⑤血虚受寒：双下肢酸痛，喜暖恶寒，得温则减，手足厥寒，面色无华，口不渴，大便不实，小便清长，舌淡暗，苔白，脉沉细或迟。

（2）西医诊断

国际不安腿综合征研究组制定了一个由4个症状组成的最低诊断标准：

①感觉：肢体出现难以形容的难受状，主要为下肢。异常感觉常发生在肢体的深部。

②运动：患者不能入睡只有不停运动肢体才缓解症状，来回走动、不停晃动或屈曲伸展下肢，或者在床上辗转反侧或者拍打腿部症状会缓解。

③休息时加重，活动可以暂时缓解。

④夜间加重，深夜达到高峰。

1.13.6　新九针技术运用心得

（1）新九针组合技术

选取针具：梅花针、磁圆梅针、长针、细火针、毫针。

操作规程：梅花针中度手法叩刺头部诸经。

磁圆梅针中、重度手法叩刺背部督脉、膀胱经，双下肢阳明经、少阳经、太阳经。

长针针代秩边穴，针感到下肢足跟或足趾部，速刺不留针；长针透刺疗法，4寸以上长针刺髀关透伏兔，阳陵泉透悬钟，合阳透承山，均速刺不留针。

细火针深疾刺腰夹脊（L1～5）、合阳、承山、飞扬、昆仑。

毫针取穴同细火针，与细火针交替进行。

随证加减：气虚血瘀加关元、气海，毫针针刺，用温针疗法；血海，用泻法，留针。肾精亏虚加命门、肾俞，毫针针刺，加灸。肝血不足加膈俞、肝俞，毫针针刺，用补法，留针。湿热下注加阴陵泉、阳陵泉，毫针针刺，用泻法，留针。血虚受寒加膈俞、血海，毫针针刺，用补法；风市，毫针针刺，用平补平泻法，留针。

操作间隔：梅花针、磁圆梅针、长针、毫针每天1次，5次为1个疗程。火针1周2次，3次为1个疗程。

（2）治疗心得

①不安腿综合征为临床常见疾病，但往往被很多医者忽视，被误诊为膝关节炎、腰椎间盘突出症等，得不到及时正确的诊断和治疗，故而临床如遇到下肢不适伴睡眠障碍者一定要考虑到不安腿综合征。

②部分学者认为，不安腿综合征发病机制可能与腰源性慢性神经刺激有关，因此，治疗时要从腰部入手以达到标本兼顾。中医认为下肢属阴，不安腿综合征多为阳气虚弱，血行不畅，筋脉失养所致，治疗宜壮腰健肾、益气温阳、活血通经，需腰腿同治。

③不安腿综合征为心身疾病，患者常伴发抑郁、焦虑、失眠、药物依赖等症，治疗时需要心身同调。嘱咐患者注重情绪管理，合理安排生活和工作，保持良好的心态。

④治疗不安腿综合征，还应指导患者生活调护。调整睡眠方式，有意延迟睡眠时间；避免睡前阅读刺激性文字或视频，避免

接触刺激性物质，如尼古丁、咖啡因等，以免引发精神兴奋；睡前可做适当锻炼，特别是腿部锻炼；注意温度变化，防寒防湿。

1.14 风湿性关节炎

1.14.1 概述

风湿性关节炎是一种常见的反复发作的急性或慢性结缔组织炎症，可反复发作并累及心脏。临床以关节和肌肉游走性酸楚、重着、疼痛为特征，属变态反应性疾病。除关节滑膜的结缔组织出现炎症外，关节腔内还有浆液和纤维蛋白渗出，是风湿热的主要表现之一，多以急性发热及关节疼痛起病。

风湿性关节炎属中医"痹证"范畴。

1.14.2 中医病因病机

中医学认为，风湿性关节炎与外感风、寒、湿、热等邪侵袭及人体正气不足有关。风、寒、湿、热之邪侵入肌体，痹阻关节、肌肉、经络，导致气血痹阻不通，产生风湿性关节炎。《素问·痹论》说："风、寒、湿三气杂至，合而为痹也。"根据感受邪气的相对轻重，常分为行痹（风痹）、痛痹（寒痹）、着痹（湿痹）；若感受热邪，留注关节，或素体阳盛、阴虚火旺，复感风寒湿邪，邪从热化，可见关节红肿热痛兼发热，为热痹。

1.14.3 西医病因病理

风湿性关节炎的病因尚未完全明了。根据症状、流行病学及免疫学的资料分析，专家认为，风湿性关节炎与人体溶血性链球菌感染密切相关；病毒感染与风湿性关节炎也有一定关系。

1.14.4 临床表现

风湿性关节炎的典型表现是轻度或中度发热，游走性多关节炎，受累关节多为膝、踝、肩、肘、腕等大关节，常见由一个关节转移至另一个关节，病变局部呈现红、肿、灼热、剧痛。部分患者会几个关节同时发病；不典型的患者仅有关节疼痛而无其他炎症表现。急性炎症一般于 2~4 周消退，不留后遗症，但常反复发作。若风湿活动影响心脏，则可发生心肌炎，甚至遗留心脏瓣膜病变。

1.14.5 临床诊断

（1）中医诊断

①风湿热痹：高热，咽痛，烦渴，关节红、肿、热及游走性疼痛，皮肤环形红斑，舌红，苔黄，脉滑数。本型常见于急性风湿性关节炎。

②风寒湿痹：不发热或低热，关节不温无红，但痛如刀割，遇寒尤剧，面色白，皮下结节，舌淡暗，苔薄白或白腻，脉弦紧。本型常见于慢性风湿性关节炎。

③风湿痹阻：关节肿胀，麻木疼痛。或伴关节冷痛，舌苔白腻，脉沉濡；或伴身热不扬，关节热痛，口渴不欲饮，多汗，舌苔黄腻，脉濡数。本型见于慢性风湿性关节炎。

④邪痹心脉：关节疼痛微肿，或伴咽痛，胸闷或痛，气短，自汗，或心悸少寐，舌胖，色红或黯红，脉细数或结代。本型见于风湿病累及心脏，出现心脏瓣膜病变者。

（2）西医诊断

①起病一般急骤，有咽痛、发热，典型症状是游走性多关节

炎，常对称累及膝、髋、肩、腕、肘等大关节，局部呈红、肿、热、痛的炎症表现，但不化脓。部分患者几个关节同时发病，手、足小关节或脊柱关节等也可累及。通常在链球菌感染后1个月内发作。急性炎症消退后，关节功能完全恢复。不遗留关节强直和畸形，但常反复发作。

②外周血白细胞计数升高，多在 10×10^9/升以上，中性粒细胞比例也明显上升，高达90%，有的出现核左移现象。

③血沉和C反应蛋白升高。血沉和C反应蛋白通常是各种炎症的指标，在风湿性关节炎患者的急性期，血沉可为90毫米/小时以上；C反应蛋白也在30毫克/升以上。急性期过后（1~2月）渐渐恢复正常。

④关节液检查常有渗出液，轻者白细胞计数可接近正常，重者可达 80×10^9/升以上，多数为中性粒细胞。细菌培养阴性。

⑤类风湿因子和抗核抗体均为阴性。

1.14.6　新九针技术运用心得

（1）新九针组合技术

选取针具：细火针、毫针、锋钩针、三棱针、磁圆梅针。火罐。

操作规程：细火针疾刺病变关节周围穴位，膝关节选梁丘、血海、鹤顶、犊鼻、内膝眼、阳陵泉、阴陵泉、阿是穴；踝关节选丘墟、申脉、昆仑、解溪、照海、太溪、阿是穴；肘关节选曲池、尺泽、曲泽、肘髎、天井、阿是穴；肩关节选肩髃、臂臑、肩髎、肩贞、肩前、阿是穴；髋关节选居髎、五枢、维道、代秩边、阿是穴；腕关节选阳溪、阳池、腕骨、阿是穴。

毫针针刺风池、风门、肺俞、合谷、太冲，用平补平泻法，留针。

随证加减：风湿热痹加三棱针，大椎、曲泽、委中、少商刺络放血；大椎、委中加火罐留罐 10 分钟。风寒湿痹加锋钩针钩刺阿是穴，针后拔罐。风湿痹阻加脾俞、阴陵泉，毫针针刺，用平补平泻法，留针。邪痹心脉加气海、关元，温针灸；内关，磁圆梅针中度手法叩刺，以局部充血为度。

操作间隔：细火针 1 周 2 次，3 次为 1 个疗程；毫针每天 1 次，10 次为 1 个疗程；锋钩针 1 周 1 次，轻者 1 次即愈，重者 3 次为 1 个疗程；三棱针 1 周 2 次，2 次为 1 个疗程；磁圆梅针每天 1 次，10 次为 1 个疗程。

（2）治疗心得

①急性风湿性关节炎，发病前 1～2 周约半数患者有扁桃体炎或咽喉炎等上呼吸道感染，应使用 1 周以上足量的青霉素。

②慢性风湿性关节炎，应配合肌肉注射长效青霉素 1～1.5 年。风湿性关节炎为针灸适应证，一般可获满意效果。

③风湿性关节炎慢性病期可辅导患者进行适当锻炼与自我保健治疗。指导患者自灸关元、气海、足三里、命门、至阳等腧穴，不仅可提高疗效，而且可改善患者心理状态，利于康复。

④急性风湿性关节炎若治疗不及时容易累及心肾，甚至出现全身衰竭、营养不良等严重并发症，故应中西医综合治疗。

1.15 类风湿关节炎

1.15.1 概述

类风湿关节炎是一种以慢性侵蚀性关节炎为特征的全身性自身免疫疾病。类风湿关节炎的病变特点为滑膜炎，以及由此造成的关节软骨和骨质破坏，最终导致关节畸形、功能障碍，甚至残废。类风湿关节炎分布于世界各地，在不同人群中的患病率为0.18%~1.07%，其发病具有一定的种族差异，在我国，总患病人数逾500万人。类风湿关节炎在各年龄中皆可发病，高峰年龄在30~50岁，一般女性发病多于男性。

类风湿关节炎属中医"痹证"范畴。

1.15.2　中医病因病机

类风湿关节炎与外感风、寒、湿、热等邪侵袭及人体正气不足有关。风、寒、湿、热之邪侵入肌体，痹阻关节肌肉经络，导致气血痹阻不通，产生类风湿关节炎。《素问·痹论》说："风、寒、湿三气杂至，合而为痹也。"根据感受邪气的相对轻重，常分为行痹（风痹）、痛痹（寒痹）、着痹（湿痹）；若感受热邪，留注关节，或素体阳盛、阴虚火旺，复感风寒湿邪，邪从热化，可见关节红肿热痛兼发热，为热痹。

1.15.3　西医病因病理

类风湿关节炎的发病原因尚不明确，一般认为与遗传、环境、感染等因素密切相关。

（1）遗传因素

类风湿关节炎患者1级亲属中患病的风险较普通人群高1.5倍。孪生子研究结果显示，与类风湿关节炎相关的各种因素中，遗传因素占50%~60%。

（2）感染因素

某些病毒和细菌感染可能作为始动因子，启动携带易感基因的个体发生免疫反应，进而导致类风湿关节炎的发病。与类风湿关节炎发病相关的病原体包括 EB 病毒、细小病毒 B19、流感病毒及结核分枝杆菌等。

（3）性激素

类风湿关节炎发病率男女之比为 1：(2～4)，提示性激素可能参与发病。另外，女性类风湿关节炎患者在怀孕期内病情可减轻，分娩后 1～3 个月易复发，提示孕激素水平下降，或雌激素、孕激素失调，可能与类风湿关节炎的发病有关。

（4）其他因素

吸烟、寒冷、外伤及精神刺激等因素可能与类风湿关节炎的发生有关。

1.15.4 临床表现

类风湿性关节炎常累及手足小关节，以关节肿痛、活动受限、晨僵为特点。大多数呈对称性、游走性多关节炎，伴关节腔内渗液，近端指关节常呈棱形肿胀，最终导致关节僵硬、畸形，症状缓解与反复呈多次交替发作，本病可破坏骨质。实验室检查类风湿因子（RF）阳性占 80%。

1.15.5 临床诊断

（1）中医诊断

①行痹：又称之为风痹。疼痛游走，痛无定处，时见恶风发热，舌淡，苔薄白，脉浮。

②痛痹：又称之为寒痹。疼痛较剧，痛有定处，遇寒痛增，得热痛减，局部皮色不红，触之不热，苔薄白，脉弦紧。

③着痹：又称之为湿痹。肢体关节酸痛，重着不移，或有肿胀，肌肤麻木不仁，阴雨天加重或发作，苔白腻，脉濡缓。

④热痹：关节疼痛，局部灼热红肿，痛不可触，关节活动不利，可累及多个关节，伴有发热、恶风、口渴烦闷，苔黄燥，脉滑数。

（2）西医诊断

①晨僵≥30 分钟；

②多关节炎（14 个关节区中至少 3 个以上部位有关节炎）；

③手关节炎（腕或掌指或近端指间关节至少 1 处有关节炎）；

④抗 CCP 抗体（抗环瓜氨酸抗体）阳性；

⑤类风湿因子阳性。

符合以上 5 项中 3 项或 3 项以上者可诊断为类风湿关节炎。

1.15.6　新九针技术运用心得

（1）新九针组合技术

选取针具：梅花针、细火针、锋钩针、毫针。配合火罐。

操作规程：梅花针中度手法叩刺肘关节以下手三阳、手三阴经，膝关节以下足三阳、足三阴经至指（趾）尖 3～5 遍，以皮肤潮红为度。

细火针疾刺华佗夹脊穴、阿是穴及患处关节局部穴位，深度依穴位而定。上肢病变，主要取颈 4～胸 3 夹脊穴；下肢病变，主要取腰 1～骶 1 夹脊穴；手足四肢均痛，主要取从颈部到骶部夹脊穴。肩部取肩髃、肩髎、肩贞。肘部取尺泽、曲池、少海、手三里。腕部取阳溪、阳池、腕骨。手部取八邪。髋部取代秩边、居髎、风市。膝部取犊鼻、梁丘、血海、阳陵泉。踝部取申脉、照海、丘墟、昆仑。足部取八风。

锋钩针钩刺颈、肩、腰、骶、髂、膝关节阿是穴，针后拔罐，留罐 10 分钟。手指麻木、晨僵者锋钩针十宣穴点刺放血。

毫针取穴同火针，与火针交替进行。

随证加减：行痹加风池、风门、风市、血海，毫针针刺，用平补平泻法，留针；痛痹加阿是穴，温针灸；着痹加脾俞、阴陵泉、足三里，毫针针刺，用平补平泻法，留针；热痹加大椎、曲池、委中，细火针疾刺，配合拔罐。

操作间隔：梅花针、毫针每天 1 次，10 次为 1 个疗程；细火针 1 周 2 次，5 次为 1 个疗程；锋钩针 1 周 1 次，3 次为 1 个疗程。

（2）治疗心得

①新九针技术治疗类风湿关节炎以火针通经活络止痛为主，毫针、梅花针调和气血为基础，锋钩针对症治疗为辅。虽见效快，但疗程长，且容易复发。如何提高患体自身免疫力是取得巩固疗效的关键。可在缓解期应用通督灸、脐灸补益气血，应用埋线疗法调节免疫，以维持远期疗效。

②类风湿关节炎是以结缔组织为主要病变且原因不明的慢性全身性自身免疫性疾病，病情复杂，会造成多系统损害，临床治疗时应分清轻重缓急，急性进展期以西医治疗为主，配合中医调理；慢性稳定期应中西医结合、多种疗法配合方可取得满意的疗效。

1.16　膝关节骨性关节炎

1.16.1　概述

膝关节骨性关节炎是指由于膝关节软骨变性、骨质增生而引起的一种慢性骨关节疾患，又称为膝关节增生性关节炎、退行性关节炎及骨性关节病等。膝关节骨性关节炎多发生于中老年人，也可发生于青年人；可单侧发病，也可双侧发病。

膝关节骨性关节炎属中医"膝痛""痹证""骨痹"范畴。

1.16.2　中医病因病机

中医学认为，膝关节骨性关节炎是由于患膝过度负重，或局部损伤，或久居寒冷潮湿之地，风、寒、湿、热等邪气闭阻膝部经络，气血、津液运行受阻，筋骨失于温煦濡养，导致膝部筋骨、关节、肌肉发生疼痛、重着、僵硬，甚至出现膝软、肌萎等症状。

1.16.3　西医病因病理

膝关节骨性关节炎的病因目前尚不清楚，可能与慢性劳损、肥胖、骨密度降低、外伤和力的承受、遗传因素、营养因素等相关。

膝关节骨性关节炎的病理主要有三方面：

（1）生物力学改变

也就是说当发生膝内、外翻畸形，则负重力线内移或外移，使关节面有效负重面积减少，关节单位面积内的骨小梁压力增高，发生骨小梁的微小骨折，而发生骨质塌陷，继而形成软骨下骨质硬化，从而影响对软骨的营养作用，使软骨缺少滑液的润滑与营养，易于磨损，而发生病变。而软骨破坏区周围出现了骨赘增生，这种代偿性修复可以增加负重面积，降低单位面积的承受压力。骨赘增生主要由于破坏软骨区下的血管增生，软骨下骨微小骨折愈合及骨内静脉瘀血和骨压力增高所致。

（2）软骨损伤后引起的自身免疫反应

也就是说，膝关节骨性关节炎患者多见反复性滑膜炎，症见关节突然性肿胀，而滑膜液中常见单核细胞、免疫球蛋白和补体增多，而软骨下的骨髓腔也常见浆细胞和淋巴细胞，可见膝关节骨性关节炎的发生与免疫反应关系密切相关。

（3）关节软骨受到各种原因的损伤后，会使软骨细胞、蛋白多糖及胶原蛋白的抗原决定簇暴露

这种情况有可能成为自身抗原而诱发免疫反应，从而造成软骨继发性损伤。

1.16.4 临床表现

发病缓慢，多见于中老年肥胖女性，且往往有劳累史。

膝关节活动时疼痛加重，其特点是初起疼痛为阵发性，后为持续性，劳累及夜间更甚，上下楼梯疼痛明显，下楼尤甚，呈单侧或双侧交替出现。

膝关节活动受限，甚则跛行。极少数患者可出现交锁现象或膝关节积液。

关节活动时可有弹响、摩擦音，部分患者关节肿胀，日久可见关节畸形。

关节肿大，多因骨性肥大造成，也可有关节腔积液。出现滑膜肥厚的很少见。严重者出现膝内翻畸形。

1.16.5 临床诊断

（1）中医诊断

①气滞血瘀：膝痛日久，反复发作，缠绵难愈，或痛而剧烈，或麻而不仁，或伴手足无力，肢体偏痉，舌质淡黯，或有瘀斑，苔白腻，脉细滑或涩。

②寒湿痹阻：膝部肿胀，膝关节内有积液，膝部酸痛沉着，

活动不便，疼痛缠绵，阴雨天气加重，舌质淡红，苔薄白腻，脉濡缓。

③湿热蕴结：膝痛，红肿，觉热感，得冷则舒，得温则痛，痛不可近，关节活动不能，小便黄赤，舌红，苔黄腻，脉滑数。

④肝肾亏虚：膝部酸痛反复发作，无力，关节变形，伴有耳鸣，潮热，入夜蒸蒸而热，腰酸，盗汗，夜来多梦，舌干红，苔少或薄，脉细数。

⑤脾肾阳虚：膝关节肿痛，遇寒则发，劳累加剧，形体浮胖，面色苍白，喜暖怕冷，四肢乏力，小便清长，食少便溏，舌淡，苔白润，脉沉细弱。

（2）西医诊断

①临床表现：膝关节疼痛及压痛、关节活动受限、关节畸形、骨摩擦音（感）、肌肉萎缩。

②影像学检查

X线检查：骨关节炎的X线特点表现为非对称性关节间隙变窄，软骨下骨硬化和囊性变，关节边缘骨质增生和骨赘形成；关节内游离体，关节变形及半脱位。

③实验室检查：血常规、蛋白电泳、免疫复合物及血清补体等指征一般在正常范围。伴有滑膜炎者可见C反应蛋白及血沉轻度升高，类风湿因子及抗核抗体阴性。

④具体诊断标准：近1个月内反复膝关节疼痛；X线摄片（站立或负重位）显示，关节间隙变窄、软骨下骨硬化和（或）囊性变、关节缘骨赘形成；中老年患者（≥50岁）；晨僵≤30分钟；活动时有骨摩擦音（感）。满足第一项及后面任意两项即可诊断为膝关节骨性关节炎。

⑤膝关节骨性关节炎分级：

0级：膝关节无改变（正常）。

Ⅰ级：膝关节轻微骨赘。

Ⅱ级：膝关节明显骨赘，但未累及关节间隙。

Ⅲ级：膝关节间隙中度狭窄。

Ⅳ级：间隙明显变窄，软骨下骨硬化。

1.16.6　新九针技术运用心得

（1）新九针组合技术一

选取针具：细火针、毫针。

操作规程：细火针深疾刺梁丘、鹤顶、犊鼻、内膝眼、阳陵泉、膝阳关、足三里、委中、阿是穴。

毫针取穴同细火针，温针灸，与火针交替使用。

操作间隔：细火针1周2～3次，5次为1个疗程；毫针每天1次，10次为1个疗程。

随证加减：气滞血瘀加血海、膈俞、太冲，毫针针刺，用泻法，留针；寒湿痹阻加风市、阴陵泉，毫针针刺，用平补平泻法，留针；肝肾亏虚加肝俞、肾俞、太溪、三阴交，毫针针刺，用补法，留针；湿热蕴结加大椎、曲池，毫针针刺，用泻法，留针；脾肾阳虚加关元、气海、脾俞、肾俞，温针灸。

主治：膝关节骨性关节炎Ⅰ级、Ⅱ级。

（2）新九针组合技术二

选取针具：锋钩针、员利针、三棱针、毫针。

操作规程：锋钩针阿是穴钩割，每穴3～5下。

员利针祁氏三通法：针刺大肠俞、代秩边为一通，针感要求放射到脚，此为上下通；膝阳关透曲泉，阳陵泉透阴陵泉为二

133

通，从阳经至阴经，此为左右通；针刺膝中为三通，向膝关节腔后方刺入 1.5～2 寸，此为前后通。

三棱针委中或腘静脉放血，腘窝上方扎止血带，用三棱针缓刺入腘窝静脉最明显处，放血至血流自止或血色由暗变红。

毫针取梁丘、鹤顶、犊鼻、内膝眼、膝中、阳陵泉、阿是穴，用温针疗法；配合针刺合谷、太冲，开四关。

随证加减：同技术一。

操作间隔：锋钩针、三棱针每周 1 次，3 次为 1 个疗程；员利针隔日 1 次，5 次为 1 个疗程；毫针每天 1 次，10 次为 1 个疗程。

主治：膝关节骨性关节炎 Ⅲ 级、Ⅳ 级。

（3）治疗心得

①研究证实，膝关节骨性关节炎根源应是腰方肌损伤刺激支配关节周围肌肉的股神经和闭孔神经，导致关节周围肌肉（如股四头肌、腘绳肌等）痉挛而引发病变，因此治疗膝关节骨性关节炎需整体论治，即"病在下，取之上""病在前，取之后"，做到"腰膝同治，前后通调"，则见效快，远期疗效好。

②锋钩针治疗时阿是穴多以膝关节内外侧副韧带、髌韧带、股四头肌附着点等痛点为穴，临证如能熟悉掌握膝关节局部解剖，则取穴更准确，疗效更佳。

③膝关节骨性关节炎日久多有瘀血阻滞，故而以腘窝放血疗法化瘀通络止痛。引起膝痛的主要原因是髌骨内高压和静脉回流受阻。而膝关节之静脉都汇合于腘静脉，故在腘窝放血有助于静脉回流，以减低骨内压。

④膝关节骨性关节炎容易合并滑膜炎，出现膝关节明显肿

胀疼痛，对此急性期可以火针点刺梁丘穴以放水减压止痛，但单纯针灸治疗，虽见效快却易反复，治愈难，可配合中药局部熏洗则远期疗效佳。

⑤治疗膝关节骨性关节炎应医患结合、医养结合。嘱咐患者患膝要适当休息，避免过度负重、过累、着凉、受潮；避免久坐、久立，定时活动膝关节；肥胖者减肥；进行不负重功能锻炼，如卧位练习直腿抬高等。

⑥对于病情严重，膝关节关节间隙明显狭窄或消失的患者，保守治疗效差，应建议患者行关节置换手术。

1.17 痛风

1.17.1 概述

痛风是一组嘌呤代谢紊乱所致的疾病。痛风的临床特点为高尿酸血症伴痛风性急性关节炎反复发作，痛风石沉积，痛风石性慢性关节炎和关节畸形，常累及肾脏引起慢性间质性肾炎和尿酸肾结石形成。痛风分为原发性和继发性两大类。原发性痛风少数由酶的缺陷引起，大多原因不明，有明显的家族遗传倾向，好发于中老年人，发病高峰为30～50岁，约95%为男性，5%的女性常为绝经期后发病。继发性痛风除因先天性肾小管功能异常和慢性肾功能衰竭所致者起病缓慢外，多由于某些恶性肿瘤所致，起病急，发展迅速，病情凶险，常危及生命。

痛风属中医"痹证""历节"范畴。

1.17.2 中医病因病机

中医学认为，痛风由湿浊瘀阻，滞留关节经络，气血不畅所致，非一般风邪所为。湿浊之邪，非受于外，而主生于内。一般痛风患者多发于中老年人、丰腴之人，其脏器渐衰，若嗜食膏粱厚味，久之损害脏腑功能，尤以损害脾肾清浊代谢功能最为突出。脾失健运，升清降浊无权，肾乏气化，分清泌浊失司，水谷不归正化，浊毒内生，滞留血中，随血行散布，发生一系列病变。痛风性关节炎等病症是病之标，（嘌呤代谢障碍）脾肾清浊代谢失常才是病之本（尿酸浊毒是病变的中间病理产物，并由此产生痛风性关节炎等病症）。

1.17.3 西医病因病理

（1）原发性痛风

①遗传因素：痛风有明显的家族遗传倾向，痛风患者亲属合并无症状高尿酸血症的检出率明显高于非痛风患者。痛风与其他具有遗传倾向的代谢性疾病（肥胖、高血压、高脂血症、糖尿病等）关系密切。已查明导致尿酸生成过多的嘌呤代谢中，引起酶的活性改变有酶基因突变的遗传基础。

②环境因素：暴饮暴食、酗酒、食入富含嘌呤食物过多是痛风性关节炎急性发作的常见原因。社会经济状况的改善，肥胖、高血压等代谢疾病患病率增加，也使痛风的患病率增加。

（2）继发性痛风

①引起体内尿酸生成过多的病因：白血病、淋巴瘤进展期，尤其是化疗后，真性红细胞计数增多症等；严重外伤、挤压伤、大手术后。

②引起肾脏尿酸排出减少的病因：重症高血压、子痫致肾血流量减少，影响尿酸的滤过；任何原因引起的肾功能衰竭；先天性肾小管功能异常、范可综合征、巴特综合征等；影响肾小管分

泌尿酸的代谢异常，如乙醇中毒、饥饿过度、酮症酸中毒、乳酸酸中毒等，可引起血液中有机酸含量增多，抑制肾小管尿酸的分泌；一些药物可引起高尿酸血症，如乙胺丁醇。

③影响血液尿酸浓度变化的因素：长期服用利尿剂治疗、重度肾前性脱水，使血液浓缩，增加血液尿酸浓度。

1.17.4　临床表现

（1）原发性痛风

根据病情进展特征，原发性痛风的病程分为 4 期：无症状高尿酸血症期；急性发作期；无症状的间歇期；慢性期。主要表现为无症状性高尿酸血症、急性痛风性关节炎、痛风间歇期、慢性砂砾性痛风、皮下痛风石结节、慢性痛风性关节炎、慢性痛风性肾病和肾结石。其中急性痛风性关节炎为最具有特征且多见的症状，起病急骤，在数小时之内受累关节即可出现明显的红肿、热痛，常于夜间发作，因关节剧痛而醒，关节局部因疼痛不能触摸，甚至不能盖床单，活动受限。以足部第 1 跖趾为最好发部位，其次为手足的其他小关节及踝、膝、腕、肘、肩关节。初期多为单关节病变，两侧交替发生，后期可为多关节病变，可同时或先后出现。暴饮暴食、饮酒过量、劳累、感染、外伤、手术、创伤、关节周围受压，鞋履不适等均可为诱发因素。急性发作症状多持续 1 周余，然后逐渐缓解。关节局部红肿消退后，可有皮肤发痒、脱皮、色素沉着。发作期全身症状可有发热、乏力、心率加快、头痛等。

（2）继发性痛风

在发生高尿酸血症前多为继发病的临床特征。除因先天性肾小管功能异常和慢性肾功能衰竭所致继发性痛风起病缓慢外，多起病较急。以高尿酸血症和大量尿酸盐在肾小管内沉积引起急性肾功能衰竭为多见，血中尿酸浓度可 >1 毫摩尔/升，尿中尿酸明显增多，尿沉渣中可见大量尿酸盐结晶，偶可见镜下或肉眼血尿。患者可有尿痛、腰背痛、恶心、呕吐、少尿或无尿等症状。

1.17.5 临床诊断

（1）中医诊断

①湿热阻痹：下肢小关节卒然红肿热痛、拒按，触之局部灼热，得凉则舒，伴发热口渴、心烦不安，溲黄，舌红，苔黄腻，脉滑数。

②瘀热内郁：关节红肿刺痛，局部肿胀变形，屈伸不利，肌肤色紫暗，按之稍硬，病灶周围或有硬块、硬结，舌质紫暗或有瘀斑，苔薄黄，脉细涩或沉弦。

③痰湿阻滞：关节肿胀，甚则关节周围漫肿，局部酸麻疼痛，或见硬块、硬结，不红，伴有目眩，面浮足肿，胸脘痞闷，舌胖质暗，苔白腻，脉缓或弦滑。

④肝肾阴虚：病久屡发，关节痛如被杖，局部关节变形，昼轻夜重，肌肤麻木不仁，步履艰难，筋脉拘急，屈伸不利，头晕耳鸣，颧红口干，舌红，少苔，脉弦细或细数。

⑤风寒湿痹：肢体、关节疼痛，或呈游走性痛，或呈关节剧痛，痛处不移，或肢体关节重着肿痛，肌肤麻木。于阴雨天加重，舌苔薄白，脉弦紧或濡缓。

（2）西医诊断

①发病特点：多见于中老年男子，可有痛风家族史。常因劳累、暴饮暴食、食高嘌呤食物、饮酒及外感风寒等诱发。

②症状：单个跖趾关节猝然红肿疼痛，逐渐痛剧，昼轻夜

重，反复发作，可伴发热、头痛等。初起可单关节发病，以第1
跖趾关节多见，继则足踝、跟、手指和其他小关节出现红肿热
痛，甚则关节腔渗液。

③体征：反复发作后，可伴有关节周围及耳郭、耳轮及趾
（指）骨间出现痛风石。

④实验室检查：血尿酸、尿尿酸增高（男性和绝经后的女性
血尿酸 >420 微摩尔/升、绝经前女性 >350 微摩尔/升）。发作期
白细胞计数可增高。关节液穿刺或痛风石证实为尿酸盐结晶可做
出诊断。

⑤影像检查：X 线检查受累关节早期无明显变化，晚期可见
尿酸盐在近关节骨端沉积，骨质破坏形成类钻孔圆形透光区，纯
尿酸性肾结石 X 线不显影，混合有钙盐时，可显影。B 超检查早
期肾脏无变化，晚期肾脏体积多有增大，呈弥漫性损害，以髓质
区为重。

⑥急性关节炎期诊断有困难者，秋水仙碱试验性治疗有诊断
意义。

1.17.6　新九针技术运用心得

（1）新九针组合技术一

选取针具：细火针、锋钩针、毫针。

操作规程：细火针疾刺病变关节及胸 1 ~ 12 夹脊穴。锋钩针
点刺大椎、曲池、委中，加火罐。毫针针刺肺俞、风门、肝俞、
肾俞，用平补平泻法，针刺病变关节周围阿是穴、合谷、太冲，
用泻法，均留针。

随证加减：湿热阻痹加阴陵泉、阳陵泉，毫针针刺，用泻
法，留针；瘀热内郁加膈俞、血海，毫针针刺，用泻法，留针。

操作间隔：细火针1周2次，5次为1个疗程；锋钩针1周1次，1次为1个疗程；毫针每天1次，10次为1个疗程。

主治：痛风急性关节炎期。

（2）新九针组合技术二

选取针具：梅花针、细火针、毫针。

操作规程：梅花针中度手法叩刺病变关节局部，针后加拔火罐。

细火针疾刺病变关节及胸1~12夹脊穴。

毫针针刺，用温针疗法，取穴脾俞、肾俞、关元、足三里；毫针针刺合谷、太冲、三阴交，用平补平泻法，留针。

随证加减：痰湿阻滞加脾俞、胃俞、中脘、足三里，毫针针刺，用平补平泻法，留针；肝肾阴虚加肝俞、肾俞、太溪，毫针针刺，用补法，留针；风寒湿痹加肺俞、风门、阴陵泉，毫针针刺，用泻法，留针。

操作间隔：梅花针隔日1次，5次为1个疗程；细火针1周2次，5次为1个疗程。毫针每天1次，10次为1个疗程。

主治：痛风慢性关节炎期。

（3）治疗心得

①新九针技术治疗痛风以火针疗法为主，急性期有"开门驱邪，以热引热，火郁而发之"功效，慢性期则取火针"借火助阳、温经通络、消肿止痛"之功。因此，急性期关节红肿疼痛使用火针治疗，可迅速排出病理产物，缓解关节红肿疼痛，但局部针眼必须护理得当，避免着水，以免感染。

②新九针技术治疗痛风可对症止痛，改善患者生存质量，但临床运用需配合口服秋水仙碱等抗痛风药，同时配合饮食控制，

方能尽快临床治愈。

③间歇期与慢性期应配合中药、埋线等疗法以改善患者体质，减少复发。

④痛风生活调护十分关键，要求患者严格按照痛风病饮食要求进食，禁食海鲜、豆制品、动物内脏等，禁饮酒，预防其急性发作。

⑤痛风急性发作时应卧床休息，将患肢抬高以减轻疼痛，病情好转后方可逐渐活动。注意保暖。

⑥无症状型高尿酸血症患者应定期复查血尿酸，平常多饮水。

1.18 强直性脊柱炎

1.18.1 概述

强直性脊柱炎是以脊柱为主要病变部位的慢性病，累及骶髂关节，引起椎间盘纤维环及其附近结缔组织纤维化和骨化，使脊柱强直和纤维化，造成不同程度眼、肺、肌肉、骨骼病变，属自身免疫性疾病。男女发病比例为5∶1，女性发病较缓慢且病情较轻，发病年龄通常在13～31岁，有明显家族倾向史。

强直性脊柱炎属中医"大偻"范畴。

1.18.2 中医病因病机

中医认为，强直性脊柱炎以肾督阳虚为内因，寒邪入侵为外因，内外合邪，阳气不化，寒邪内盛，影响筋骨的营养，而致脊柱伛偻，形成大偻。

1.18.3 西医病因病理

强直性脊柱炎的病因尚未明确，可能与以下因素有关：

（1）自身免疫原因

在强直性脊柱炎患者中，人体淋巴细胞组织相容抗原（HLA－B27）高达90%，部分强直性脊柱炎患者的免疫球蛋白升高。

（2）家族遗传原因

强直性脊柱炎患者家属中的平均患病率为4%，而全国人口平均患病率仅为0.1%，两者之间发病率竟相差40倍，说明家族遗传性与强直性脊柱炎的发病有关。

（3）内分泌原因

强直性脊柱炎，男性发病率明显高于女性，尤其是男性在14～17岁为强直性脊柱炎发病的高峰年龄，此年龄正是男性的青春发育期。因此，考虑强直性脊柱炎发病可能与男性激素有关。

（4）环境因素

强直性脊柱炎在高寒和潮湿地区发病率较高。

1.18.4　临床表现

强直性脊柱炎一般起病比较隐匿，早期可无任何临床症状，或可表现出轻度的全身症状，如乏力、消瘦、长期或间断低热、厌食、轻度贫血等。

强直性脊柱炎的关节病变表现为反复发作的腰痛，腰部前屈、背伸、侧弯和转动受限，腰骶部僵硬，背痛，前胸和侧胸痛；颈椎部疼痛沿颈部向头部、臂部放射，逐渐发展为各脊柱段及关节活动受限和畸形。晚期整个脊柱和下肢变成僵硬的弓形，向前屈曲。

伴发疾病：以主动脉瓣病变为主的心脏病变，出现心脏传导阻滞、主动脉瓣关闭不全；眼部病变，表现为结膜炎、虹膜炎、眼色素层炎或葡萄膜炎，可偶发自发性眼前房出血；耳部病变，表现为易发生慢性中耳炎；肺部病变，表现为咳痰、气喘，甚至咯血，可能伴有反复发作的肺炎或胸膜炎；神经系统病变，由于脊柱强直及骨质疏松，易发生颈椎脱位和脊柱骨折，从而引起脊髓压迫症，如发生椎间盘炎、马尾综合征等。另外，还有可能发生淀粉样变及肾、前列腺病变。

1.18.5 临床诊断

（1）中医诊断

①肾阳亏虚：腰骶疼痛，俯仰不利，腰膝酸软，肢体沉重，得温则舒，劳累或遇寒则剧，或腰膝酸软无力，或肌肉萎缩，形寒肢冷，大便稀溏，小便清长，舌淡，苔薄白，脉沉弱。

②寒湿痹阻：腰骶、脊背酸楚疼痛，痛连颈项，伴僵硬重着感，转侧不利，阴雨潮冷天加重，得温痛减，舌质淡，舌苔白腻，脉沉迟。

③湿热阻络：腰骶、脊背、髋部酸痛、僵硬、重着，活动不利，活动后减轻，或伴膝关节红肿疼痛，或烦热口苦，胸闷，小便赤黄，舌红，苔黄腻，脉濡数。

④肝肾阴虚：腰骶、脊背酸痛，喜揉喜按，关节僵硬难直，或四肢酸软无力，筋脉拘急，肌肉萎缩，或咽干口渴，头晕心悸，耳聋耳鸣，心烦失眠，潮热盗汗，舌红，苔薄黄，脉弦细数。

⑤瘀血阻络：腰背酸痛，痛如锥刺，固定不移，转侧不能，日轻夜重；晨时肢体僵硬明显，或关节屈曲变形，舌暗红或有瘀斑、瘀点，苔薄黄或干，脉细涩或弦。

（2）西医诊断

临床标准：

①腰和（或）脊柱、腹股沟、臀部或下肢酸痛不适；或不对称性外周寡关节炎，尤其是下肢寡关节炎。症状持续≥6周。

②夜间痛或晨僵≥0.5小时。

③活动后缓解。

④足跟痛或其他肌腱附着点痛。

⑤虹膜睫状体炎。

⑥强直性脊柱炎家族史或 HLA‑B27（人体白细胞抗原）阳性。

⑦非甾体抗炎药（NSAIDs）能迅速缓解症状。

影像学或病理学：

①双侧 X 线检查示，骶髂关节炎≥Ⅲ级。

②双侧 CT 检查示，骶髂关节炎≥Ⅱ级。

③CT 显示骶髂关节炎不足Ⅱ级者，可行 MRI 检查。如表现软骨破坏、关节旁水肿和（或）广泛脂肪沉积，尤其动态增强检查关节或关节旁增强强度＞20%，且增强斜率＞10%者。

④骶髂关节病理学检查显示炎症者。

符合临床标准第1项及其他各项中之3项，以及影像学、病理学标准之任何一项者，可诊断强直性脊柱炎。

1.18.6　新九针技术运用心得

（1）新九针组合技术

选取针具：梅花针、锋钩针、细火针、毫针。

操作规程：梅花针中度手法局部叩刺督脉、夹脊穴。

细火针浅疾刺颈2至骶1夹脊穴，针后加拔火罐。

锋钩针痛点钩割出血。痛点选择：棘间点、横突点、腹部痛点、肋弓下点、松解腹直肌鞘及腹壁筋膜肋弓附着处、腹直肌鞘点、松解腹直肌鞘局部损伤点、耻骨联合上点、松解腹直肌鞘耻骨联合附着点、胸部痛点、胸骨与肋软骨交界处压痛点、腰背筋膜压痛点、髂骨翼上压痛、阿是点。

毫针刺大椎、身柱、至阳、膈俞、肝俞、肾俞、腰阳关、合谷、太冲，留针。

随证加减：肾阳亏虚加关元、气海、命门、腰阳关，细火针深疾刺；寒湿痹阻加风池、风门、至阳、阴陵泉，毫针针刺，可温针；湿热阻络加大椎、曲池、阴陵泉、阳陵泉，毫针针刺，用泻法；肝肾阴虚加三阴交、太溪，毫针针刺，用补法；瘀血阻络加血海、三阴交，毫针针刺，用泻法。

操作间隔：梅花针、毫针每天1次，20次为1个疗程；细火针1周3次，10次为1个疗程；锋钩针1周1次，3次为1个疗程。

(2) 治疗心得

①强直性脊柱炎被认为是世界级疑难病，无论中医、西医均尚无确切有效治疗方法。针灸治疗本病，在改善症状、阻止和逆转病情方面有一定疗效，但以早期发现、早期治疗为佳，所以反复出现腰背痛、晨僵症状的患者应全面检查，尽早诊断，为患者提供最佳的治疗时机，避免误诊、误治给患者带来不必要的痛苦和损失。

②强直性脊柱炎治疗应中西医配合，针灸治疗以细火针为主，配合督灸、雷火灸，自我康复锻炼。治疗时以缓解或消除疼痛、尽可能地改善功能、矫正畸形、控制发展为目的。

③治疗强直性脊柱炎需患者配合。患者要避免劳累、受凉，饮食宜清淡，情志需调和，锻炼要适度，治疗要坚持，直至病情稳定。

1.19 男性性功能障碍

1.19.1 概述

男性性功能障碍指成年男性在性欲、阴茎勃起、性交、性高潮、射精等性活动的五个阶段中，其中某个阶段或几个阶段或整个阶段发生异常而影响性活动正常进行的疾病。男性性功能障碍最多见的是阴茎勃起和射精异常，临床上常表现为性欲缺乏、因阴茎不能勃起而不能进行性交或早泄等。总体上，男性性功能障碍可分为功能性性功能障碍和器质性性功能障碍两大类，前者占性功能障碍的绝大多数，而后者颇为少见。

男性性功能障碍属中医"阳痿""早泄"范畴。

1.19.2 中医病因病机

男性性功能障碍的发生多因房事不节，手淫过度，或过于劳累、疲惫、异常兴奋、激动，高度紧张、惊恐，损伤肾阳，命门火衰，宗筋不振，或嗜食肥甘，湿热下注，宗筋弛缓而引起。

1.19.3 西医病因病理

男性性功能是一个复杂的生理过程，涉及许多方面，诸如神经精神因素、内分泌功能、性器官等，引起男性性功能障碍（包括阴茎勃起障碍和射精障碍）的原因亦是多方面的。

对于勃起异常，常见的非器质性病因是精神刺激过度、情感异常、心理障碍；对于射精异常而言，非器质性病因主要为精神源性因素、手淫等。在男性性功能障碍的非器质性病因中，精神、心理方面的病因最为常见，包括不正确的性态度、过去性经历的影响及矛盾、人际关系紧张对性功能的影响、各种外界因素所造成的心理压抑等。

男性性功能障碍也有器质性病因，在诊断性功能障碍时必须排除有关的躯体疾病（如性器官的慢性炎症、外伤及相关的神经系统的病变、某些内分泌疾病）。长期服用某些药物、患有精神疾病（如抑郁症、焦虑性神经症）及先天性泌尿生殖器官发育不良等都可能出现性功能障碍。

大多数男性性功能障碍的患者，都是由功能性病变所引起的，其中尤以大脑皮质的功能紊乱为主；器质性病变引起的性功能障碍，也与大脑皮质的功能紊乱密切相关，即在器质性病变的基础上，也可产生大脑皮质的功能紊乱，从而引起大脑皮质对高级性中枢的过度抑制或过度兴奋，同时脊髓性中枢也受大脑皮质高级性中枢控制，神经系统从兴奋的偏盛，到兴奋的减弱或抑制，直至功能衰竭，是性功能障碍病理过程的 3 个先后发展阶段。

1.19.4　临床表现

（1）阴茎勃起障碍

阳痿主要表现为阴茎痿软，不能有效地勃起，或勃起而不坚，时间短暂，不能维持正常的性交。常伴有性欲锐减，甚至无性欲，以及精神不振，或心悸易惊，或郁郁寡欢，或胆怯多疑的性精神症状。阳强是指不伴有性欲和性刺激的情况下，阴茎呈强直性、疼痛性的勃起，持续时间可达几小时或几周，精液自出，甚至可引起阴茎水肿或尿潴留。阳缩症表现为突然阴茎或阴囊睾丸内缩，伴少腹拘急，疼痛剧烈，甚至四肢厥冷，冷汗出。

（2）射精异常

遗精是指每月遗精超过 4 次以上者。在遗精前常伴有性刺激或性欲意念，或在梦中有性活动，同时伴有神经衰弱、阳痿、腰酸膝软等表现。早泄是指阴茎虽能勃起，性交时间极短即排精，甚至刚接触阴唇即射精，而后阴茎痿软不能正常性交。

此外，还有不射精症，性交过程中无射精，不能形成性高潮，即进入消退期。部分病例性交时，有性欲、性高潮和射精的感觉，但精液逆流入膀胱，而无精液从尿道口排出。大多数患者阴茎勃起正常，部分可出现性冷淡和阳痿。

（3）性欲障碍

主要为性欲低下，多表现在心理上，指在有效的性欲刺激下，没有性交欲望，或厌烦性交，毫无快感，也可伴有阳痿、早泄、遗精等。

1.19.5　临床诊断

（1）中医诊断

①命门火衰：阳事不举或举而不坚，精薄清冷，神疲倦怠，畏寒肢冷，面色㿠白，头晕，耳鸣，腰膝酸软，夜尿清长，舌淡胖，苔薄白，脉沉细。

②心脾亏虚：阳痿不举，心悸，失眠，多梦，神疲乏力，面色萎黄，食少纳呆，腹胀便溏，舌淡，苔薄白，脉细弱。

③肝郁不舒：阳事不起，或起而不坚，心情抑郁，胁肋胀痛，脘闷不舒，食少便溏，苔薄白，脉弦。

④惊恐伤肾：阳痿不振，心悸易惊，胆怯多疑，夜多噩梦，常有被惊吓史，苔薄白，脉弦细。

⑤湿热下注：阴茎痿软，阴囊潮湿，瘙痒腥臭，睾丸坠胀作痛，小便赤涩灼痛，胁胀腹闷，肢体困倦，泛恶口苦，舌红，苔黄腻，脉滑数。

（2）西医诊断

①病史：既往史重点了解有无手淫史，性生活史，首次性生活是否成功，夫妻感情如何，有无外伤以及家族遗传史；现病史重点了解发病的时间，有无明显的诱因，病程的长短，病情加重的时间，勃起的硬度，持续的时间及长短，夜间有无勃起射精的状况。

②查体：除一般全身检查外，重点检查外生殖器的发育情况：如阴茎、睾丸的大小，有无畸形；阴茎海绵体有无结节；尿道口有无狭窄；睾丸及附睾大小，有无触压痛，有无结节；体型的发育、毛发分布、男性第二性征情况等。

③生殖内分泌检查：男子性激素水平对男子性功能障碍有明显的关系，临床测定非常必要。

④阴茎海绵体试验：是鉴别功能性及器质性阳痿的手段之一，也是阴茎海绵体造影的必行试验。

⑤阴茎海绵体造影：阴茎海绵体造影作为静脉漏性阳痿的诊断手段，在20世纪80年代，国外即有报道，但关于诊断尚无分型及标准。

⑥夜间勃起试验：阴茎硬度测试环，是用来检测男性夜间阴茎勃起程度，区分功能性阳痿还是生理性阳痿的简便而有效的手段之一。

1.19.6　新九针技术运用心得

（1）新九针组合技术

选取针具：磁圆梅针、长针、细火针、毫针。

操作规程：磁圆梅针中、重度手法叩刺背俞、八髎、下腹部任脉、肾经、足阳明胃经，往复叩刺3~5遍；叩刺血海、三阴交。以皮肤出现红晕为度。

长针"秩边透水道"针法，针感至会阴部、小腹部。

细火针针刺命门、关元、气海，速刺不留针。

毫针针刺肾俞、关元、中极（中极穴针感传至阴茎）、归来、三阴交、四神聪、神庭，用平补平泻法，留针。

随证加减：命门火衰加命门、志室、气海，毫针针刺加灸；心脾亏虚加心俞、脾俞、神门，毫针针刺，用补法，留针；肝郁不舒加肝俞、太冲，毫针针刺，用平补平泻法，留针；惊恐伤肾加心俞、胆俞、神门、内关，毫针针刺，用平补平泻法，留针；湿热下注加肝俞、胆俞、阴陵泉，毫针针刺，用泻法，留针。

操作间隔：细火针3天1次；磁圆梅针、长针、毫针每天1次，10次为1个疗程。

主治：男性性功能障碍。

（2）治疗心得

①新九针技术治疗男性性功能障碍，以长针"秩边透水道"针法为君，细火针燮理任督为臣，佐以毫针调和气血，使以磁圆梅针疏经通络，共奏调肝肾、和阴阳之功。

②治疗男性性功能障碍应注重调理元神之府，故取四神聪、神庭等穴以镇静宁神。同时，需指导患者树立战胜疾病的信心，清心寡欲，戒除手淫，劳逸结合，适当进行体育锻炼。

③治疗期间，患者忌同房，忌用壮阳之品。

1.20　前列腺增生症

1.20.1　概述

良性前列腺增生症，亦称前列腺肥大，是一种特殊的组织衰老性疾病，其特征表现为基质及上皮细胞的增生，是引起老年男性下尿路梗阻的常见病因之一，以进行性尿频、排尿困难为临床特点。随着我国男子平均寿命延长，前列腺增生症的发病率已明显上升。

前列腺增生症属中医"癃闭"范畴。排尿困难为癃，癃者，小便不利，点滴而短少，病势较缓；急性尿潴留为闭，闭者，小便闭塞，点滴不通，病势较急。

1.20.2　中医病因病机

前列腺增生症是男子进入"七八"之年，肾之阴阳不足所致。其症候的出现，除与增生的前列腺压迫因素有关外，与肾之阴阳偏衰、膀胱气化、病理产物的形成亦有密切关系。

（1）湿热蕴结

肾气虚，不能化气行水而见夜尿频数。若水湿内停，蕴而化热，或饮食不节，酿生湿热，或外阴不洁，湿热流注，均可致前列腺增生伴前列腺充血水肿。若合并炎症，则症状加重。

（2）脾肾气虚

年老肾气虚衰，不能温煦脾土，脾肾气虚，推动乏力，不能运化水湿，就会酿生痰湿。气虚推动乏力，故前列腺增生不大即可出现排尿困难。

（3）气滞血瘀

肾气虚衰，不能运行气血，久之气血不畅，阴血凝聚于前列腺使腺体增生。如前列腺增生到一定程度，可压迫尿道而出现排尿困难症状。

（4）肾阴虚

素体阴虚，可出现阴虚内热。而阴虚之人，由于阳气相对偏盛，气化有权，故排尿困难症状出现较晚。排尿困难症状出现，多为前列腺增生较大，膀胱气化无权，而呈气阴两虚的表现。

（5）肾阳虚

"七八"之年，肾阳不足，不能化气行水，膀胱气化无力，而见排尿困难症状，甚则尿闭。

1.20.3 西医病因病理

前列腺增生分为组织学前列腺增生和临床前列腺增生。前者通过尸检来确定，可以表现为明显的前列腺体积增大，也可以仅表现为显微镜下的微小增生，可以伴有临床症状，也可以不伴有临床症状。临床前列腺增生的主要特征可以概括为：前列腺症状；前列腺体积增大；膀胱出口梗阻的指征。这三个特征也可以由前列腺增生以外的其他疾患所致，它们之间也不一定都存在明显的相关性。临床前列腺增生并不一定同时具有这三个特征。

前列腺增生症的病因学观点有许多，如种族、社会因素、代谢营养因素、动脉硬化学说、炎症学说等，但大多数未被普遍承认。目前已肯定，导致本病的发生有两大因素：一是高龄，二是具有正常功能的睾丸，二者缺一不可。但对前列腺增生症的病因及发病机理仍未完全明确，现比较趋向于双氢睾酮学说、雄雌激素协同学说、多肽生长因子学说、细胞程序死亡学说等。

男性从40岁开始，在尿道周围组织及移行区内即有结节形成，尿道周围组织中的结节完全为基质成分，当尿道周围腺管发生的腺泡侵入结节后才缓慢增生，且多向尿道近端发展，突入膀胱形成中叶。移行区结节则由腺组织构成，是前列腺增生的主要部分。男性在70岁以前，移行区为弥漫性增大，结节仅占14%，70岁以后，结节便明显增大，向两侧扩展。

前列腺增生后，增生的结节将腺体的其余部分被迫形成所谓"外科包膜"，两者有较明显分界。增生部分经手术摘除后，遗留下受压腺体，故术后直肠指诊仍可触到增大的腺体，临床医生必须注意这点。此外，前列腺癌仍可在周边区发生，结节增生也有复发的可能。

前列腺增生引起的病理改变：前列腺增生后，使尿道伸长、弯曲，尿道受压变窄，尿道阻力增加，下尿路梗阻（膀胱出口梗阻）。初期（代偿期）可见膀胱逼尿肌增厚，膀胱壁增厚。后期（失代偿期）可见膀胱肌层变薄、萎缩、张力减退，黏膜代偿出现小梁、肉柱、小室、假性憩室。输尿管嵴增厚抬高，加重排尿困难；膀胱逼尿肌增厚可使输尿管膀胱壁段延长、僵硬，导致输尿管的机械性梗阻；膀胱失代偿后，输尿管膀胱壁段又可缩短，加之膀胱内压升高，出现输尿管返流，终致肾积水及肾功能损害。下尿路梗阻可继发尿路感染、膀胱结石及膀胱肿瘤。引起下尿路梗阻的两个因素：一是静力因素，由增生前列腺产生的机械性梗阻；二是动力因素，前列腺平滑肌张力增高。排尿困难的程度与腺体增生的程度不一致，与增生部位及动力因素有关。

1.20.4 临床表现

良性前列腺增生症早期因膀胱代偿而无症状，或症状不明显，称为良性前列腺增生症静止期。随着下尿路梗阻加重，症状逐渐明显，组织学良性前列腺增生的部分病例可发展为临床良性前列腺增生，早者 50 岁后出现症状，一般在 70 岁前后。临床良性前列腺增生症的症状可分为三类：

（1）刺激症状

尿频、尿急及夜尿次数增多，急迫性尿失禁。

（2）梗阻症状

排尿踌躇，尿线变细，尿终末滴沥，间歇性排尿及膀胱尿不能排空等排尿困难症状。

（3）梗阻并发症

尿潴留、充溢性尿失禁、感染、膀胱结石、血尿、肾功能损害及血压增高引起的症状。

1.20.5　临床诊断

（1）中医诊断

①湿热蕴结：排尿困难，小便频数，滴沥不通，短赤灼热，血尿，前列腺肿大。小腹胀满，大便干结，口渴不欲饮，口苦而黏，舌质红，苔黄腻，脉弦数或滑数。

②肝郁气滞：情志抑郁，或烦急善怒，小便不通或通而不爽，前列腺增大。胁腹胀满或作痛，口苦咽干，舌质红，苔薄微黄，脉弦或弦数。

③肾阳虚衰：排尿困难，射程短，尿线分叉，尿频，尿后滴沥不尽，尿失禁，小便清白或有白浊，前列腺肿大。面色㿠白，畏寒肢冷，神疲气怯，头昏耳鸣，腰膝酸软，舌质淡，苔薄白，脉沉细。

④肾阴亏虚：欲尿而不得，或淋沥不畅，重则闭塞不通，前

列腺肿大。头昏耳鸣, 五心烦热, 咽干心烦, 腰膝酸软, 舌红少津, 脉细数。

⑤瘀阻水道: 小便点滴而下, 尿如细线, 甚而阻塞不通, 小腹胀满, 按之内痛。舌质紫暗, 苔白厚腻, 脉涩。

(2) 西医诊断

①症状: 凡50岁以上男性, 夜间尿频, 排尿困难, 或发生急性尿潴留时, 均要考虑前列腺增生症。

②检查: 需做全面检查。根据年龄、病史、症状、直肠指诊、B超、尿流率、尿动力学测定等即可明确诊断。而膀胱镜、CT、MRI等检查则只限于鉴别诊断的应用。

一般检查: 前列腺增生患者常合并其他慢性疾病, 如心脑血管疾病、肺气肿及糖尿病等, 应引起重视并进行详细体格检查。体检时注意下腹部有无膨胀的膀胱, 注意有无包茎和尿道口狭窄, 附睾有无肿大及压痛, 有无疝、痔、脱肛等病变。

直肠指检: 是简单的诊断方法, 但对于中叶增生为主的患者, 直肠指检并不能确诊。一般可触及前列腺横径及纵径的增大, 腺体凸起和腺体质地中等。前列腺增生在指检时有弹性, 是鉴别前列腺癌的要点之一。指检时, 一般能触及结节性改变, 中央沟可变浅或消失。对于增大的前列腺描写众说纷纭, 有称栗子大、鸽卵大、鸡卵大、鹅卵大者, 也有称Ⅰ度增大 (大于正常2倍)、Ⅱ度增大 (大于正常2~3倍)、Ⅲ度增大 (大于正常3~4倍)、Ⅳ度增大 (大于正常4倍) 者。

经腹B超: 可测出前列腺左右径、上下径和前后径, 因增生的前列腺近似圆形或椭圆形, 故以圆形或椭圆形体积公式计算, 即前列腺体积 = 0.52 × (三径线之乘积)。前列腺体积乘以前列腺之相对密度（1.05）即为重量（克）。经腹 B 超还可测得残余尿量、突入膀胱内腺体的大小等。残余尿量越多，突入膀胱内腺体越大，排尿困难症状越重，且易发生急性尿潴留。残余尿量波动较大，影响因素较多，若连续测得超过 60 毫升，说明下尿路梗阻严重。

经直肠 B 超：经此种检查前列腺大小、形态及内部结构，比经腹 B 超更仔细，可准确得出前列腺层切后的体积和重量，还可通过 B 超指引，定点穿刺，取得活检标本，取得病理诊断资料。

经尿道 B 超：这是最准确的检查，但对较大的前列腺增生，难以将探头插入尿道，有一定创伤性，患者难以接受。

排泄性尿路造影：可显示肾功能及尿路形态改变，判断有无肾积水，以及前列腺增生后产生膀胱颈抬高和造影剂在膀胱内充盈缺损形态、神经源性膀胱的可能。

膀胱镜检查：可直接窥见前列腺增生部位，如中叶增生可突入膀胱使膀胱颈抬高，侧叶增生会把前列腺部尿道挤扁延长或膀胱颈部狭窄。同时，可观察膀胱继发改变，如输尿管，也可发现有或无膀胱结石或并发肿瘤等。

CT 及 MRI：在医疗条件好的医疗单位可以做此类检查，但其价值并不比 B 超检查有更多的优点，但可为鉴别诊断提供较明确依据。

尿动力学检查：尿流率的测定可以了解膀胱尿道功能受损程度的量化指标，其中包括下列重要参数：最大尿流率，正常男性 20～25 毫升/秒；平均尿流率，正常 10～15 毫升/秒；排尿时间，正常 <20 秒；尿流时间，正常男性 <20 秒；尿量，正常 ≥200 毫升；相对排尿阻力，49 岁以下者 ≤1.6，50 岁以上 ≤2.2，大于

此数为前列腺增生引起的下尿路梗阻。

血清前列腺特异抗原（PSA）：在前列腺体积较大，有结节或较硬时，应测定血清 PSA，以排除合并前列腺癌的可能性。

1.20.6 新九针技术运用心得

（1）新九针组合技术

选取针具：长针、细火针、毫针。

操作规程：长针"秩边透水道"针法，用 150 毫米长针刺，令针感达会阴及尿道，睾丸有麻窜感为佳。进针时轻捻缓进，行小幅度高频率捻转泻法。

细火针深疾刺次髎、会阳、中极。

毫针针刺肾俞、膀胱俞、次髎、中极、水道、三阴交，用平补平泻法，留针。

随证加减：湿热蕴结加曲池、阴陵泉、行间，毫针针刺，用泻法，留针；肝郁气滞加太冲、肝俞，毫针针刺，用泻法，留针；肾阳虚衰加命门、气海，毫针加灸；肾阴亏虚加太溪、复溜，毫针针刺，用补法，留针；瘀阻水道加膈俞、血海，毫针针刺，用平补平泻法，留针。

操作间隔：长针、毫针每天 1 次，10 次为 1 个疗程；细火针 1 周 2 次，3 次为 1 个疗程。

（2）治疗心得

①前列腺增生症好发于 50 岁以后的男性，当出现尿频、进行性排尿困难等症状时应首先考虑前列腺增生症。诊断需结合相关检查及指标，建议测定前列腺特异抗原等以排除前列腺癌。

②新九针技术治疗前列腺增生症时，应选择尿道平滑肌痉挛所致的功能性梗阻患者。如患者梗阻严重，反复发病，小便点滴

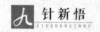

不出，为器质性梗阻，建议行微创手术治疗以彻底解决患者痛苦。

③运用"秩边透水道"针法只有做到"定穴准，针向正，针感到"方可取效。

定穴准：本针法中的秩边穴定位不同于传统针灸腧穴定位，而是建立在现代解剖学基础上，进针点位于髂后上棘内缘与股骨大转子内缘连线的上 2/5 与下 3/5 交界处，即传统秩边穴外上 1 寸部位。

针向正：需患者取俯卧位，沿患者躯体的水平面、针身与躯干矢状面呈 20°夹角进针，方向指向水道穴。

针感到：针刺感觉以患者出现盆腔内热、胀、松快感等为准，针刺深度一般在 4 ~ 6 寸。

④前列腺增生症为身心疾病，需嘱患者保持心情舒畅，饮食清淡，慎用壮阳之食品与药品；戒除烟、酒，避免受凉、过劳，以免诱发急性尿潴留；积极锻炼身体，增强体质。

1.21 尿路感染

1.21.1 概述

尿路感染是致病细菌，特别是来自肠道的革兰阴性杆菌，如大肠杆菌，在尿路繁殖，引起下尿道、膀胱、输尿管、肾盂和肾实质感染所致的疾病。尿路感染的发病率仅次于上呼吸道感染，致病菌侵入途径，主要为上行性感染、血源性感染及淋巴管感染，临床上以膀胱炎和肾盂肾炎为多见，女性发病率较高。

尿路感染属中医"淋病"范畴。

1.21.2　中医病因病机

感受外邪，湿热蕴于下焦、膀胱气化失常为尿路感染发病的主要原因。病变部位在肾与膀胱，病程早期为实证，疾病日久不愈，肾阴或肾阳亏虚，则可出现虚实夹杂或肾精衰败之虚损之证。

1.21.3　西医病因病理

任何致病菌均可引起泌尿道感染，其中以大肠杆菌最多见。已被证实的细菌侵入尿道的途径主要有以下两条：其一上行感染，在肌体抵抗力降低时，细菌经尿道、膀胱、输尿管至肾盂和肾间质导致感染；其二为血行感染，败血症及各种病灶引起菌血症时，细菌首先经血流侵犯肾皮质，然后到达肾盂产生感染。一般来说，患有尿路梗阻、泌尿系统畸形或功能异常、尿道插管器械检查及肌体抵抗力下降时，即可导致泌尿系统的感染。感染的主要部位有肾盂、肾间质、肾实质、输尿管、膀胱及尿道，不同的感染部位有不同的病理变化。

1.21.4　临床表现

急性肾盂肾炎的主要表现是高热、寒战、头痛，短期内出现尿频、尿急、尿痛，感染严重时可见尿血；腰痛，肾区叩击痛，疼痛沿输尿管向下腹部放射。急性肾盂肾炎治疗不及时可引起慢性肾盂肾炎，出现持续低热、腰酸、倦怠、浮肿、蛋白尿、高血压，反复出现尿频、尿急、尿痛及尿混浊。

急性膀胱炎的症状为少腹胀痛，膀胱区有压痛，以及尿频、尿痛、脓尿、血尿等。

尿道炎主要表现为尿痛、尿频、尿急现象，耻骨上区及会阴部有疼痛，尿道口红肿，边缘外翻，尿道分泌物较多。如尿道炎造成尿道狭窄，还可导致排尿困难。

1.21.5　临床诊断

（1）中医诊断

尿路感染以尿频、尿急、尿痛为主症。

①热淋：小便频急，灼热刺痛，尿色黄赤，小腹拘急胀痛，或有恶寒发热，口苦呕恶，苔黄腻，脉滑数。

②石淋：小便艰涩，尿中时夹砂石，或排尿时突然中断，尿道窘迫疼痛，少腹拘急，或腰腹绞痛难忍，尿中带血。

③气淋：小便涩滞，淋沥不畅，少腹满痛，苔薄白，脉沉弦。

④血淋：小便热涩刺痛，尿色深红，或夹有血块，伴发热，心烦口渴，大便秘结，苔黄腻，脉滑数，苔薄白，脉弦或涩。

⑤膏淋：小便浑浊如米泔水，置之沉淀如絮状，上有浮油如脂，或夹有凝块，或混有血液，尿道热涩疼痛，舌红，苔黄腻，脉濡数。

⑥劳淋：小便赤涩不甚，但淋沥不已，时作时止，遇劳即发，腰膝酸软，神疲乏力，舌淡，脉虚弱。

（2）西医诊断

①急性肾盂肾炎：根据全身及局部症状和体征，血、尿常规白细胞增多，尿细菌培养阳性等即可确诊。

②慢性肾盂肾炎：根据反复发作史，尿检白细胞增多，尿浓缩功能下降，尿细胞培养阳性，影像学检查有一侧肾脏缩小，肾盂性状异常等即可确诊。

③急性膀胱炎：根据尿路刺激征及尿白细胞增多，尿白细胞

培养阳性即可确诊。

1.21.6　新九针技术运用心得

（1）新九针组合技术一

选取针具：梅花针、长针、锋钩针、毫针。

操作规程：梅花针中度手法叩刺背部胸 7 以下夹脊穴、督脉、膀胱经穴、八髎、脐下任脉、肾经。

长针"秩边透水道"针法，捻转补泻，针感向前传到小腹部及尿道。

锋钩针钩刺八髎，每穴刺 0.5~0.8 寸，钩割 3~5 下。

毫针针刺肾俞、膀胱俞、水道、中极、三阴交、水泉，用平补平泻法，留针。

随证加减：热淋，加外关、合谷、曲池，毫针针刺，用泻法，留针；石淋，加委阳、然谷，毫针针刺，用泻法，留针；气淋，加太冲，毫针针刺，用泻法，留针；血淋，加血海、地机，毫针针刺，用泻法，留针。

操作间隔：梅花针、长针、毫针每天 1 次，5 次为 1 个疗程；锋钩针 1 周 1~2 次，3 次为 1 个疗程。

主治：急性泌尿系感染。

（2）新九针组合技术二

选取针具：梅花针、长针、细火针、毫针。

操作规程：梅花针中度手法叩刺背部胸 7 以下夹脊穴、督脉、膀胱经穴、八髎、脐下任脉、肾经、胃经、脾经。

长针"秩边透水道"针法，捻转补泻，针感向前传到小腹部及尿道。

细火针疾刺会阴穴两侧，刺入 1 寸深，每穴刺 1~2 针；深疾刺肾俞、膀胱俞、中极、石门。

毫针针刺中极、肾俞、膀胱俞、水道、三阴交、水泉，用补法，留针。

随证加减：膏淋，加气海、阴陵泉，毫针加灸，留针；劳淋，加关元，百会、气海，艾炷灸，10 壮。

操作间隔：梅花针、长针、毫针每天 1 次，10 次为 1 个疗程；细火针 1 周 2 次，5 次为 1 个疗程。

主治：慢性泌尿系感染。

（3）治疗心得

①新九针技术治疗急性泌尿系感染见效快，能快速缓解尿频、尿急、尿痛等症状，但临证必须根据实验室检查，对症配合抗生素治疗方可根治；慢性泌尿系感染应用抗生素疗效较差，患者往往有耐药性，需以针灸、中药结合治疗，提高患者体质为主。如果慢性泌尿系感染患者急性发作时，则需中西医结合治疗，抗生素治疗与针灸、中药治疗并重。

②慢性泌尿系感染可以配合埋线疗法持续刺激，以提高免疫力。

③慢性泌尿系感染患者可能伴有骶髂关节错位，可同时配合手法矫正。

2. 妇科疾病

2.1　痛经

2.1.1　概述

痛经，或称经期疼痛，是指经期或行经前后出现的周期性小腹或腰部疼痛，甚至痛及腰骶。每随月经周期而发，严重者可伴恶心呕吐、冷汗淋漓、手足厥冷，甚至昏厥，给工作及生活带来影响。有关调查表明，痛经的发病率为 33.19%，以青年女性较为多见。痛经分为原发性和继发性两种。原发性痛经系指生殖器官无明显异常者；继发性痛经多继发于生殖器官的某些器质性病变，如子宫内膜异位症、子宫腺肌症、慢性盆腔炎、子宫肌瘤等。

痛经属中医"月水来腹痛""经行腹痛""经期腹痛""经痛"范畴。

2.1.2　中医病因病机

痛经的发生与冲、任二脉及胞宫的周期生理变化密切相关，与肝、肾二脏也有关联。如若经期前后冲、任二脉气血不和，脉络受阻，导致胞宫的气血运行不畅，"不通则痛"；或胞宫失于濡养，"不荣则痛"。此外，情志不调，肝气郁结，血行受阻；寒湿之邪客于胞宫，气血运行不畅；气血虚弱、肝肾不足均可使胞脉不通、胞宫失养而引起痛经。

2.1.3 西医病因病理

痛经的确切病因至今尚不明确，没有一个理论能全面解释此症候群。

（1）原发性痛经

原发性痛经是指初潮不久后即出现痛经，有时与精神因素密切相关，也可能由于子宫肌肉痉挛性收缩，导致子宫缺血而引起痛经。原发性痛经多见于子宫发育不良、宫颈口或子宫颈管狭窄、子宫过度屈曲，使经血流出不畅，造成经血滞留，从而刺激子宫收缩引起痛经。有的原发性痛经在月经期，内膜呈片状脱落，排出前子宫强烈收缩引起疼痛，排出后症状减轻。

（2）继发性痛经

继发性痛经多见于生育后及中年妇女，因盆腔炎症、肿瘤、子宫内膜异位症或子宫内放置节育器引起。内膜异位症系子宫内膜组织生长于子宫腔以外，如子宫肌层、卵巢或盆腔内其他部位，同样有周期性改变及出血，月经期间因血不能外流而引起疼痛，并因与周围邻近组织器官粘连，而使痛经逐渐加重。

另外，痛经的机制与前列腺素活性有关，分泌期子宫内膜及血中前列腺素异常升高，诱发子宫肌收缩，产生痉挛性疼痛，同时可引起胃肠道反应。还有催产素、白细胞三烯、血管升压素等也参与了痛经的形成。

2.1.4 临床表现

经期或行经前后小腹疼痛，随着月经周期而发作。疼痛可放射到胁肋、乳房、腰骶部、股内侧、阴道或肛门等处。一般于经期来潮前数小时即已感到疼痛，成为月经来潮之先兆。痛经严重者疼痛难忍，面青肢冷，呕吐汗出，周身无力，甚至晕厥。

2.1.5 临床诊断

（1）中医诊断

①寒湿凝滞：经前或经期小腹冷痛，得热则舒，经血量少，色紫暗有块，伴形寒肢冷、小便清长，苔白，脉细或沉紧。

②气滞血瘀：经前或经期小腹胀痛拒按，胸胁、乳房胀痛，经行不畅，经色紫暗，有血块，舌紫暗或有瘀斑，脉沉弦或涩。

③气血不足：经期或经后小腹隐痛喜按，且有空坠不适之感，月经量少、色淡、质清稀，神疲乏力，头晕眼花，心悸气短，舌淡、苔薄，脉细弦。

④肝肾亏损：经后 1～2 日小腹疼痛，腰骶疼痛酸胀，月经颜色暗淡，量少且质稀薄，小便清长，头晕耳鸣，面色晦暗，舌苔薄白或薄黄，脉细弦。

（2）西医诊断

根据经期腹痛的症状，妇科检查无阳性体征，诊断并不困难，但需排除引起痛经的盆腔器质性病变，腹腔镜检查是最有价值的辅助诊断方法。

①原发性痛经：妇科检查无阳性体征为诊断原发性痛经的关键，主要是排除盆腔器质性病变的存在。采取完整的病史，做详细的体格检查（尤其是妇科检查），排除子宫内膜异位症、子宫腺肌症、慢性盆腔炎症等。原发性痛经最常见于 25 岁以下未婚未产的妇女，大多在初潮后 6～12 月发病。原发性痛经大多到育龄、婚后会缓解，甚至症状消失。

②继发性痛经：根据病史、妇科检查及必要的辅助诊断方法明确痛经是由何种妇科疾病引起。常见于育龄妇女，特别是30岁后的已婚妇女，其生殖器官发生了器质性病变，妇科检查可发现子宫增大，活动受限，有压痛；附件增粗或片状增厚，有压痛。

2.1.6 新九针技术运用心得

（1）新九针组合技术一

选取针具：磁圆梅针、长针、员利针、锋钩针、毫针。配合火罐。

操作规程：磁圆梅针中、重度手法叩刺背俞、八髎、腹部任脉、冲脉、带脉3～5遍，以皮肤发红为度。

锋钩针钩刺次髎、腰椎5棘突下，出血后拔罐。

员利针针刺代秩边，针尖倾向小腹，针感至小腹后出针。

毫针针刺气海透中极（针感至会阴），三阴交。

长针"秩边透水道"针法。

随证加减：寒湿凝滞配关元、阴陵泉，留针，关元温针；气滞血瘀配行间，用泻法。

操作间隔：磁圆梅针、长针、毫针每天1次，5次为1个疗程；员利针隔日1次，3次为1个疗程；锋钩针1周1次，1次为1个疗程。

主治：原发性痛经、继发性痛经之实证。

（2）新九针组合技术二

选取针具：磁圆梅针、长针、员利针、细火针、毫针。

操作规程：磁圆梅针中度手法叩刺背俞、八髎、腹部任脉、冲脉、带脉、足阳明经下肢循行线3～5遍，以皮肤发红为度。

长针"秩边透水道"针法。

员利针针刺代秩边，针尖倾向小腹，针感至小腹后出针。

细火针浅疾刺肝俞、肾俞。

毫针针刺气海透中极（针感至会阴），三阴交。

随证加减：气血虚弱温针足三里，重灸气海；肝肾亏损配太溪、太冲、肾俞，用补法。

操作间隔：磁圆梅针、长针、毫针每天 1 次，5 次为 1 个疗程；员利针隔日 1 次，3 次为 1 个疗程；细火针 1 周 2 次，3 次为 1 个疗程。

主治：原发性痛经、继发性痛经之虚证。

(3) 治疗心得

①"秩边透水道"针法对原发性痛经疗效优于继发性痛经。临证时，员利针与长针可择一而用，针感要传入小腹、前阴，"气至病所"则痛立止。

②痛经的治疗时机，可从经前 7 ~ 10 天开始，针刺 5 ~ 10 次，经至而痛轻则停止治疗，如行经时仍痛剧则经期亦可针刺，直至疼痛明显缓解为止，一般可连续治疗 2 ~ 3 个月经周期。

③痛经病程较长者配合埋线疗法效果更佳。

④继发性痛经应中西医结合治疗，无论针后痛经是否减轻，都要治疗原发疾病。

2.2 闭经

2.2.1 概述

闭经包括原发性闭经和继发性闭经。凡年满 18 岁或第二性征已发育成熟两年以上仍未来月经者，称原发性闭经；已有规则的月经周期，由于某些原因而停止行经达 6 个月以上者，称继发性闭经。妊娠期、哺乳期、绝经期以后的停经，均属生理现象，不属闭经范畴。

闭经，在现存中医文献中，最早见于《素问·阴阳别论》，称闭经为"女子不月""月事不来""血枯"；《金匮要略》称闭经为"经水断绝"；《诸病源候论》称为"月水不通"等。

2.2.2　中医病因病机

经闭多由禀赋薄弱，肾气未充，或多产堕胎，耗伤精血，或失血过多，血海空虚而致闭经；或七情内伤，肝气郁结，气滞血瘀，或脾失健运，痰湿内盛，阻于冲任，或饮冷受寒，血为寒凝，冲任阻滞不通，胞脉闭阻而致闭经。

闭经的基本病机分为虚、实两类，实者主要有瘀滞与寒凝，虚者主要有血虚与肾虚。闭经的病位主要在肝，与脾、肾有关。

2.2.3　西医病因病理

月经周期的建立有赖于下丘脑－垂体－卵巢的神经内分泌调节，以及靶器官子宫内膜对性激素的周期性反应，其中任何一个环节发生障碍都有导致闭经的可能。临床通常根据病变部位分为子宫性、卵巢性、垂体性、下丘脑性闭经。

（1）子宫性闭经

子宫内膜失去对卵巢性激素的正常反应而致闭经。患者月经调节功能正常，卵巢功能正常，但子宫内膜损伤或粘连、子宫内膜炎、子宫发育不全或缺如、子宫切除术后或子宫腔内放射治疗后、刮宫过深等可导致闭经。

（2）卵巢性闭经

因为卵巢性激素水平低落，子宫内膜不发生周期性变化而致闭经。卵巢组织破坏（如手术切除或放射治疗）、先天性无卵巢或卵巢发育不良、卵巢功能早衰、卵巢肿瘤等疾病可导致闭经。

（3）垂体性闭经

主要病变在垂体。垂体前叶的器质性疾病或功能失调可影响促性腺激素的分泌，继而影响卵巢出现闭经。

①垂体损伤引起闭经。如垂体缺血、炎症、放射及手术等破坏了垂体前叶功能。

②垂体梗死。因为产后大出血、休克引起垂体前叶组织缺血坏死而致闭经。垂体肿瘤（如泌乳素瘤）、原发性垂体功能低下等亦可导致闭经。

（4）下丘脑性闭经

是最常见的一类闭经。因为丘脑下部功能失调而影响垂体，进而影响卵巢而引起闭经。其病因复杂，可因为中枢神经器质性病变、精神因素、全身消耗性疾病或营养不良、药物抑制综合征、内分泌机能失调、多囊卵巢综合征、月经期寒冷刺激等引起。

除此以外，全身性疾病，如营养不良、慢性消耗（如贫血、结核、糖尿病等）可引起闭经；肾上腺皮质功能失调、甲状腺功能失调，以及生活环境的骤然改变、精神因素刺激等亦可引起闭经。

2.2.4　临床表现

年过18岁而月经尚未来潮，或以往有过正常月经，现停止月经在6个周期以上。可伴有体格发育不良、头痛、视力障碍、恶心、呕吐、周期性腹痛、溢乳、绝经前后诸症、肥胖、多毛或结核病等。由于病因不同，临床表现各异。

2.2.5 临床诊断

（1）中医诊断

①肝肾亏虚：月经超龄未至，或由月经后期、量少逐渐至闭经。头晕耳鸣，腰膝酸软，舌红，少苔，脉沉弱或细涩。

②气血不足：月经周期逐渐后延，经量少而色淡，继而闭经。面色无华，头晕目眩，心悸气短，神疲肢倦，食欲不振，舌质淡，苔薄白，脉沉缓或细而无力。

③气滞血瘀：月经数月不行，小腹胀痛拒按。精神抑郁，烦躁易怒，胸胁胀满，舌质紫暗或有瘀斑，脉沉弦或涩而有力。

④寒湿凝滞：月经数月不行，小腹冷痛拒按，得热则减。形寒肢冷，面色青白，舌紫暗，苔白，脉沉迟。

（2）西医诊断

根据闭经的临床表现，结合相应的检查进行诊断：

①全身检查：注意一般发育及营养状况、精神神经类型、智力水平、有无躯体畸形。必要时测量身高、体重、指距及第二性特征发育情况，有无肥胖、多毛、溢乳等。

②妇科检查：注意外阴发育和阴毛分布情况，有无阴蒂肥大，阴道发育情况，阴道、处女膜有无梗阻、畸形、萎缩，卵巢是否增大。

③宫腔镜检查：了解宫腔深度、宽度，形态有无畸形，有无粘连，取内膜检查有无病理改变。

④腹腔镜检查：直视子宫及性腺外观，除外先天发育异常，必要时取卵巢活检。

⑤子宫、输卵管碘油造影：了解宫腔形态，有无畸形，输卵管是否通畅，除外结核病。

⑥阴道黏液结晶检查：了解雌激素水平。

⑦宫颈黏液结晶检查：了解雌激素水平及有无孕激素影响。

⑧基础体温测定：了解有无排卵及黄体功能。

⑨测定血中促卵泡生成激素、促黄体生成素含量：若高于正常水平提示卵巢功能低下；若低于正常水平表示垂体功能或更高中枢功能低下。

⑩蝶鞍 X 线片、CT、MRI 等检查：除外垂体肿瘤。

⑪染色体检查：除外性发育异常。

2.2.6 新九针技术运用心得

（1）新九针组合技术

选取针具：磁圆梅针、长针、毫针。

操作规程：磁圆梅针中、重度手法叩刺背俞、八髎、腹部任脉、冲脉、带脉 3～5 遍，以皮肤发红为度。

长针"秩边透水道"针法。

毫针针刺膈俞、中极、水道、归来、血海、三阴交。

随证加减：肝肾亏虚配肝俞、肾俞、太溪、太冲，毫针针刺，用补法；气血不足，温针足三里，重灸气海；寒湿凝滞配关元、阴陵泉，毫针针刺，留针，关元温针；气滞血瘀配行间，毫针针刺，用泻法。

操作间隔：磁圆梅针、长针、毫针每天 1 次，10 次为 1 个疗程。

（3）治疗心得

①新九针技术治疗闭经以功能性病变所致闭经效佳，如卵巢功能早衰性闭经、垂体前叶功能减退性闭经、下丘脑性闭经等。对于子宫性闭经、器质性病变引起的闭经疗效不佳。

②对于原发性闭经，必须首先查寻病因，对症治疗，同时配合新九针疗法。

③治疗闭经应针刺、中药、艾灸结合效更佳，艾灸可采用脐灸、雷火灸等。

④闭经治疗见效较慢，疗程较长，每个疗程之间可以休息10～15天。

⑤闭经与情志密切相关，需嘱患者调畅情志，减少精神刺激。

2.3　更年期综合征

2.3.1　概述

更年期是指妇女从生育期向老年期过渡的一段时期，是卵巢功能逐渐衰退的时期。在此期间，因卵巢功能衰退致性激素分泌量减少，出现以自主神经功能失调为主的症候群，称为更年期综合征。临床上约80%妇女出现更年期综合征，但多数可自行缓解；仅25%妇女因症状较重需要治疗。

更年期综合征属中医"经断前后诸症"范畴。

2.3.2　中医病因病机

中医学很早就对更年期综合征有了明确认识。《素问·上古天真论》认为，女子"七七任脉虚，太冲脉衰少，天癸竭，地道不通"。任脉虚、太冲脉衰少、天癸竭是妇女自然衰老的生理现象，肾气渐衰、精血不足、冲任亏虚为其本，而心肾不交、心火内扰、肝肾阴虚、肝阳亢盛、脾虚不运、脾肾阳虚等则为发病的主要因素。

妇女至绝经前后，肾气渐亏，天癸将竭，精血不足，阴阳平衡失调，出现肾阴不足，阳失潜藏，或肾阳虚衰，经脉失于温养等肾阴肾阳偏盛偏衰现象，导致脏腑功能失常。肾阴不足而肝阳上亢，肾阳虚弱，脾失健运而生痰湿，其中肾虚是致病之本，肾虚不能濡养和温煦其他脏器，诸症蜂起。

2.3.3　西医病因病理

更年期综合征的发病机制至今仍未明确，可能受多种因素影响。

①精神刺激原因：与患者的性格有着密切的关系。一般神经质性格的女性对于更年期出现的各种身心不适症状非常敏感，对于生活中的各种突发事件适应性较差，很容易产生心理压力，表现出一系列的更年期精神障碍症状。

②社会文化原因：更年期女性往往面临着精力减退、退休、子女离家等不良社会原因影响，再加上对自身身体状况、社会地位等的担忧，背负着极大的心理压力，容易导致更年期精神障碍的发生。另外，生活在不同社会背景下的女性，对于更年期和绝经的看法也不一样，不良的文化背景影响也会引发或加重更年期精神障碍。

③内分泌失调：更年期女性卵巢功能衰退，不能排卵，无黄体形成，雌激素分泌减少，直至不能刺激子宫内膜壁，则月经由稀少到停止。同时，因雌激素和孕激素的减少，使垂体的反馈抑制减弱，导致下丘脑和垂体亢进，促性腺分泌增多，影响神经系统的神经介质代谢障碍，导致一系列自主神经功能失调，进而引起情绪障碍。另外，雌激素水平下降会引起一系列的生理症状和躯体不适，影响更年期女性的神经和精神系统，从而产生或加重

更年期精神障碍。

④其他因素：体质、健康状态等亦可导致更年期综合征的发生。

2.3.4　临床表现

（1）月经紊乱

有三种表现方式：月经间歇期延长、来潮时间短、经量少，月经慢慢停止；月经周期不规则、经期延长、经量增加，严重者大出血或淋漓不断，直至减少，最后完全停止；突然停经，不再来潮。

（2）生殖器变化

外阴、阴道、子宫、输卵管、卵巢、乳腺等组织逐渐萎缩，骨盆底及阴道周围组织逐渐松弛。

（3）心血管症状

阵发性潮热，先感头部胀痛，随之面部发热，绯红，自头向颈部扩散，甚至扩散至全身，约数分钟后渐退，多发于午后、日哺及夜间，多伴出汗；高血压，常表现为收缩压升高且波动明显；心悸及假性心绞痛，表现为心慌、胸闷、气短，类似心绞痛发作，但与体力活动无关，服硝酸甘油亦不能解除。

（4）精神神经症状

情绪多不稳定，易激动、紧张、忧郁、烦躁、易怒、好哭，常有失眠、眩晕、耳鸣、恐怖感、压迫感、疲劳、记忆力减退、思想不集中、判断力不准，甚至喜怒无常等；有时感觉过敏或感觉减退，出现头痛、关节痛或皮肤麻木、刺痒、蚁行感等。

（5）骨及关节症状

表现为关节（多累及膝关节）痛和骨质疏松。

（6）泌尿系统症状

尿痛、尿频等。

（7）消化系统障碍

食欲不振、恶心、便秘、腹痛、腹泻及呕吐等。

2.3.5　临床诊断

（1）中医诊断

①心肾不交：心悸怔忡，失眠多梦，潮热汗出，五心烦热，情绪不稳，易喜易忧，腰膝酸软，头晕耳鸣，舌红，少苔，脉沉细而数。

②肝肾阴虚：头晕目眩，心烦易怒，潮热汗出，五心烦热，胸闷胁胀，腰膝酸软，口干舌燥，尿少，便秘，舌红，少苔，脉沉弦细。

③脾肾阳虚：头昏脑涨，忧郁善忘，脘腹满闷，嗳气吞酸，呕恶食少，神疲倦怠，腰酸肢冷，肢体浮肿，大便稀溏，舌胖大，苔白滑，脉沉细弱。

（2）西医诊断

①临床表现：具有更年期相关症状，发病年龄 45～55 岁，有月经紊乱史，有典型的自主神经系统失调症状，如潮热、汗出、情绪不稳定、失眠、多梦、易疲劳等。

②实验室检查：促卵泡成熟激素较正常增加 20 倍；黄体生成激素增加 5～10 倍；血清雌二醇在正常月经中周期变化，绝经后周期变化消失，平均水平为 20～88 皮摩尔/升。

③影像学检查：重点是确诊骨质疏松症。内容包括骨密度检查、骨皮质厚度单/多束光吸收测量、中子活性测定、CT 和 MRI 检查。

2.3.6 新九针技术运用心得

（1）新九针组合技术

选取针具：梅花针、磁圆梅针、毫针。

操作规程：梅花针中度手法叩刺头部督脉、太阳经、少阳经3～5遍。

磁圆梅针中度手法叩刺背俞穴、腹部任脉，以皮肤潮红为度。

毫针针刺四神聪、内关、三阴交，太冲透涌泉，用平补平泻法，留针。

随证加减：心肾不交加心俞、肾俞、印堂、神门、太溪，毫针针刺，泻心俞、印堂、神门，补肾俞、太溪，留针；肝肾阴虚加肝俞、肾俞、照海，毫针针刺，用平补平泻法，留针；脾肾阳虚加脾俞、肾俞、关元、气海，毫针针刺，用温针疗法。

操作间隔：梅花针、磁圆梅针、毫针每天1次，10次为1个疗程。

（2）治疗心得

①更年期综合征的临床表现复杂多样，总以天癸渐竭、脏腑渐衰为因，月经紊乱、精神情志不畅为基本表现，故而治疗时应以补益肝、脾、肾为本，对症调理，治疗时不能拘于单一方法，可针药并举、针灸并用、心身并调，配合适当的心理暗示才容易取效。

②病情严重，有明显精神症状者，如极度焦虑、抑郁，应建议患者到精神卫生科就诊。

3. 皮肤科及外科疾病

3.1　带状疱疹

3.1.1　概述

带状疱疹是由水痘－带状疱疹病毒导致的一种皮肤疾病。初次感染表现为水痘或急性感染，以后侵及周围神经、脊髓后根。带状疱疹多发于春秋季节，以成年患者为多。带状疱疹的特点是：常突然发生，集簇性水疱，排列成带状，沿一侧神经分布区出现，好发于肋间神经、颈神经、三叉神经及腰神经分布区域，伴有刺痛。疱疹串联成带状，故称带状疱疹。

带状疱疹属中医"蛇串疮"范畴，因患者皮肤上有红斑水疱，累累如串珠，每多缠腰而发，故又名缠腰火丹，或称火带疮、缠腰龙、蛇斑疮、蛇丹。

3.1.2　中医病因病机

中医学认为，带状疱疹多与肝郁化火、过食辛辣厚味、感受火热时毒有关，多因情志不畅，肝经郁火，或过食辛辣厚味，脾经湿热内蕴，又复感火热时毒，以致引动肝火，湿热蕴蒸，浸淫肌肤、经络而发为疱疹。

3.1.3 西医病因病理

人是水痘–带状疱疹病毒的唯一宿主，病毒经呼吸道黏膜进入血液形成病毒血症，发生水痘或呈隐性感染，以后病毒可长期潜伏在脊髓后根神经节或者颅神经感觉神经节内。当肌体受到某种刺激（如创伤、疲劳、恶性肿瘤或病后虚弱等）导致肌体抵抗力下降时，潜伏病毒被激活，沿感觉神经轴索下行到达该神经所支配区域的皮肤内复制产生水疱，同时受累神经发生炎症、坏死，产生神经痛。带状疱疹愈后可获得较持久的免疫，故一般不会再发。

3.1.4 临床表现

患者发病前常有轻度发热、疲倦乏力、食欲不振、全身不适、皮肤灼热刺痛等症状，亦可不发生前驱症状而直接出现丘疱疹。皮损部神经痛为带状疱疹的主症之一，但疼痛程度不一，且不与皮损严重程度成正比。疱疹好发于腰腹之间，其次是颈项、面部，呈带状排列，刺痛。有些患者在皮疹完全消退后仍遗留神经痛。

3.1.5 临床诊断

（1）中医诊断

①肝经郁热：皮损鲜红，疱壁紧张，灼热刺痛，口苦咽干，烦躁易怒，大便干，小便黄，舌红，苔黄，脉弦滑数。

②脾经湿热：皮损色淡，疱壁松弛，口渴不欲饮，胸脘痞满，纳差，大便时溏，舌红，苔黄腻，脉濡数。

③瘀血阻络：皮疹消退后局部仍疼痛不止，伴心烦不寐，舌紫暗，苔薄白，脉弦细。

（2）西医诊断

①多发于春秋季节。

②发疹前有发热、倦怠等前驱症状。

③成群水疱沿神经干分布，排列成带状，水疱之间皮肤正常，一般为单侧性，不超过身体中线。

④疼痛为带状疱疹的特征之一，疼痛剧烈，可发于疹前或伴随发疹出现。

⑤带状疱疹病程一般 2～3 周，愈后可留短暂性色素沉着，可获免疫，少复发。

⑥血常规检查多无明显异常，疱疹糜烂继发化脓感染后则白细胞总数及中性粒细胞常升高。

3.1.6 新九针技术运用心得

（1）新九针组合技术一

选取针具：梅花针、细火针、毫针。

操作规程：梅花针中、重度手法叩刺与发疹部位相应的神经根，疱疹发于头面部，则叩刺患侧颈 1～颈 7 旁开 1.5 寸线；发于上肢，则叩刺患侧颈 1～胸 7 旁开 1.5 寸线；发于胸胁，则叩刺胸 1～胸 12 旁开 1.5 寸线；发于下肢，则叩刺患侧腰 1～骶 5 旁开 1.5 寸线 3～5 遍，以微出血为度。

细火针浅疾刺疱疹部位，每疱 1 针，流出疱液用消毒干棉球拭净。

毫针围刺，从疱疹周围正常皮肤进针；温针灸，取大疱疹中心点或疱疹范围内散刺，直刺，加灸，与细火针交替进行；毫针针刺龙眼（握拳，小指第 2、第 3 骨节间尺侧横纹头处），丘墟透照海，三阴交，用泻法，留针。

随证加减：肝经郁热加行间、阳陵泉，毫针针刺，用泻法，留针；脾经湿热加中脘、阴陵泉，毫针针刺，用泻法，留针。

操作间隔：梅花针、毫针每天 1 次，5 次为 1 个疗程；细火针 1 周 2 次，3 次为 1 个疗程。

主治：带状疱疹急性期。

（2）新九针组合技术二

选取针具：磁圆梅针、细火针、毫针。

操作规程：磁圆梅针中、重度手法叩刺阿是穴及与发疹部位相应的神经根。

细火针浅疾刺与发疹部位相应的神经节段所对应的夹脊穴、阿是穴。

毫针针刺细火针选刺穴位及膈俞、肝俞、血海、三阴交、神门，用平补平泻法，留针。

操作间隔：磁圆梅针、毫针每天 1 次，5 次为 1 个疗程；细火针 1 周 1 次，3 次为 1 个疗程。

主治：带状疱疹后遗神经痛。

（3）治疗心得

①带状疱疹治疗应及时，如能在疱疹未发，仅有前驱症状时就及早预见，进行干预治疗，如口服抗病毒颗粒、疼痛部位细火针针刺，则疗效较好。

②治疗带状疱疹要注意鉴别诊断。带状疱疹发病往往会先出现神经痛，继而出现疱疹，如患者描述出现突然的某部位的较浅表位置的剧烈疼痛，观察其疼痛位置与神经走行一致，不管局部皮肤有或没有散在或密集的红色丘疹或疱疹，医者都应考虑带状疱疹可能。而根据疱疹病毒侵袭位置不同，往往会将带状疱疹与

神经性头痛、肩周炎、腰椎间盘突出症等具有神经痛表现的疾病混淆，故而临证时医者必须详细询问患者病史，及早明确诊断，及早治疗，以免贻误时机，造成患者痛苦，甚至迁延成慢性后遗神经痛，增加治疗难度。

③带状疱疹应采取中西医结合治疗、针药结合治疗，如静脉滴注或口服抗病毒药物，局部针灸综合治疗，六神丸调糊外敷患处，则能缩短病程，减少患者痛苦。

④带状疱疹后遗神经痛，配合埋线疗法效果更佳。

⑤带状疱疹以体质下降为主因，病毒感染为外因，在治疗期间应注意休息，饮食清淡，情绪平和，保持病损局部干净卫生，以防感染。

3.2 神经性皮炎

3.2.1 概述

神经性皮炎又称慢性单纯性苔藓，是一种以皮肤肥厚、皮沟加深、苔藓样改变和阵发性剧烈瘙痒为特征的慢性炎症、皮肤神经功能障碍性疾病。根据皮损范围大小，临床分为局限性神经性皮炎和播散性神经性皮炎两种。

神经性皮炎属中医"牛皮癣""摄领疮""顽癣"范畴。

3.2.2 中医病因病机

本病多由情志内伤，风邪侵扰，营血失和，气血凝滞而成。初起多由风湿热邪阻滞肌肤或硬领等机械刺激而引起；病久耗伤阴液，营血不足，血虚生燥，皮肤失濡养而成，或血虚肝旺，情绪不宁，过度紧张，抑郁烦恼者，极易发病，且多复发。

3.2.3 西医病因病理

神经性皮炎的发病机理目前尚不明了，可能与自主神经系统功能障碍、大脑皮层兴奋和抑制过程平衡失调有关。引起神经性皮炎的原因主要有以下几点：

（1）精神因素

精神因素是发生本病的主要诱因，情绪波动、精神过度紧张、焦虑不安、生活环境突然变化等均可使病情加重和反复。

（2）其他疾病

胃肠道功能障碍、内分泌系统功能异常、体内慢性病灶感染而致敏，也可能成为致病因素。

（3）局部刺激

衣领过硬而引起的摩擦、化学物质刺激、昆虫叮咬、日光照射、搔抓等，均可诱发本病的发生。

3.2.4 临床表现

神经性皮炎多见于成年人，好发于项后两侧、肘膝关节，但亦可发于眼周和尾骶等处。皮损初起为正常皮色或淡红色扁平丘疹，呈圆形或多角形，密集成片，边缘清楚；日久局部皮肤增厚、干燥粗糙、纹理加深，形成苔藓样变，表面有少许鳞屑。自觉阵发性剧烈瘙痒，尤以夜间及安静时为重。患者多见情绪紧张或失眠等症。

3.2.5 临床诊断

（1）中医诊断

①血虚风燥：丘疹融合，成片成块，表面干燥，色淡或灰白，皮纹加深，上覆鳞屑，剧烈瘙痒，夜间尤甚，女性或兼有月

经不调，舌淡，苔薄，脉濡细。

②阴虚血燥：皮损日久不退，呈淡红或灰白色，局部干燥肥厚，甚则泛发全身，剧烈瘙痒，夜间尤甚，舌红，少苔，脉弦数。

③肝郁化火：皮损色红，心烦易怒或精神抑郁，失眠多梦，眩晕，口苦咽干，舌红，脉弦数。

④风瘀蕴阻：皮疹呈淡褐色，皮损成片，粗糙肥厚，阵发性剧痒，夜间尤甚，舌苔薄黄，脉浮涩。

（2）西医诊断

①病史及临床表现：先有瘙痒，后发皮疹，苔藓样变明显，皮损干燥，一般无渗出，无色素沉着；好发于颈项、骶部及四肢伸侧；病属慢性，常反复发作。

②组织病理检查：表皮角化过度，棘层肥厚，表皮突延长，可伴有轻度海绵形成。真皮部毛细血管增生，血管周围有淋巴细胞浸润，或可见真皮成纤维细胞增生，呈纤维化。

③鉴别诊断：慢性湿疹需与神经性皮炎鉴别。神经性皮炎先有瘙痒，后发皮疹，苔藓样变明显，皮损干燥，一般无渗出，无色素沉着；好发于颈项、骶部及四肢伸侧。

3.2.6　新九针技术运用心得

（1）新九针组合技术

选取针具：细火针、梅花针、磁圆梅针、毫针。配合火罐。

操作规程：细火针浅疾刺病变部位，散刺，每隔 0.5～1 厘米刺 1 针。

梅花针中、重度手法叩刺背部胸夹脊或足太阳膀胱经第 1 侧线，出血，走罐。

磁圆梅针中、重度手法叩刺病变部位，以皮肤潮红为度。

毫针针刺肺俞、风门、膈俞、血海，用平补平泻法，留针。

随证加减：血虚风燥加心俞、脾俞、足三里，毫针针刺，用补法，留针；阴虚血燥加肝俞、肾俞、三阴交，毫针针刺，用补法，留针；肝郁化火加阳陵泉、行间，毫针针刺，用泻法，留针；风瘀蕴阻加大椎、曲池，毫针针刺，用泻法，留针。

操作间隔：细火针、梅花针 1 周 1 次，3 次为 1 个疗程；磁圆梅针 1 天两次，20 次为 1 个疗程；毫针每天 1 次，10 次为 1 个疗程。

（2）治疗心得

①神经性皮炎发病机制不明，属于疑难杂症。但临床观察发现，新病者、局限发病者易治，仅以细火针局部浅疾刺即可，多 1 次治愈。

②神经性皮炎慢性者、全身泛发者顽固难治，又称为顽癣。治疗时应多法配合，可配合运用埋线、自血疗法。治愈后应以磁圆梅针局部叩刺 10 ~ 20 次以巩固疗效。

③避免用力搔抓、摩擦及热水烫洗等方法止痒。因局部抓挠合并感染者，应控制感染后再行治疗。

④神经性皮炎日常调护应注意保持心情舒畅，饮食清淡，忌食"发物"，服装以纯棉为佳。

3.3 湿疹

3.3.1 概述

湿疹是由多种复杂的内、外因素引起的一种具有多形性皮损和易有渗出倾向的皮肤炎症性反应。是以肌肤瘙痒、糜烂、红疹为特征的常见皮肤病，全身均可出现，病情易反复，可迁延多年不愈。

中医称为"湿毒疮"或"湿气疮"。在古代文献中常以发病部位和临床特点，予以不同病名。如湿淫遍体，滋渗水液的称为"浸淫疮"；以丘疹为主的称为"血风疮"或"粟疮"；发于耳部的称为"旋耳疮"；发于阴囊的称为"肾囊风"；婴儿发于面部的称为"奶癣"等。

3.3.2　中医病因病机

中医学认为，湿疹是因禀赋不足，风湿热邪客于肌肤而成。湿邪是主要病因，涉及脏腑主要为脾。

外邪袭表，腠理素虚，加之经常涉水浸湿，湿性黏滞聚于肌腠，影响卫气宣发，营卫失和，血行不畅，卫外不固，易受风热之邪入侵，湿与风、热三邪互相搏结，充于肌腠，浸淫肌肤，发为湿疹；素体阳盛，嗜食炙煿厚味、酒、烟、浓茶、辛辣之品，脾胃受伐，运化失常，水湿内停，郁久化热，湿热互结壅于肌肤，影响气血运行，而发湿疹；因七情过度，致心火炽盛，内扰心营，暗耗心血，血虚风胜，交织于肌肤，致肌腠失荣，疮疹叠起；脾胃素虚，或因饮食失节，戕伤脾胃，致脾失健运，津液不布，水湿蓄积，停滞于内，浸淫肌肤，而发湿疹。

3.3.3　西医病因病理

湿疹病因复杂，多难以确定，目前多认为是过敏性、炎症性皮肤病，属迟发型变态反应。病原可以是吸入物质、摄入的食物、病灶感染、内分泌及代谢障碍。外界因素如寒冷、湿热，或接触油漆、毛织品等物品，均可引发本病。

急性期，表皮海绵水肿，棘层内及角层下水疱，可见淋巴细胞及中性粒细胞，真皮浅层小血管扩张、血管周围轻度以淋巴细胞为主的炎性细胞浸润。亚急性期，表皮增厚，有角化不全、角化过度、轻度海绵水肿。慢性期，表皮突显著延长，真皮浅层小血管周围轻度以淋巴细胞为主的炎性细胞浸润，毛细血管数目增多，内皮细胞肿胀和增生。

3.3.4　临床表现

皮疹呈多形性损害，如丘疹、疱疹、糜烂、渗出、结痂、鳞屑、肥厚、苔藓样变、皮肤色素沉着等。皮疹可发生在任何部位，但以外露部位及屈侧为多见。皮疹往往对称性分布，自觉瘙痒剧烈。常见特定部位的湿疹有耳湿疹、手足湿疹、乳房湿疹、肛门外生殖器湿疹、小腿湿疹等。湿疹的病程较长，可迁延数月或数年。

根据湿疹症状和发病缓急可分为急性、亚急性和慢性三期。急性湿疹起病较快，初起为密集的点状红斑及粟粒大小的丘疹和疱疹，很快变成小水疱，破溃后形成点状糜烂面，瘙痒难忍，并可合并感染，形成脓疱，脓液渗出；亚急性湿疹为急性湿疹迁延而来，见有小丘疹，并有疱疹和水疱，轻度糜烂，剧烈瘙痒；急性、亚急性反复发作不愈，则变为慢性湿疹，也可能发病时就为慢性湿疹，瘙痒呈阵发性，遇热或入睡时瘙痒加剧，皮肤粗糙、增厚，触之较硬，苔藓样变，色素沉着，有抓痕，间有糜烂、渗出、血痂、鳞屑。

3.3.5　临床诊断

（1）中医诊断

①湿热浸淫：发病急，可泛发全身各部，初起皮损潮红灼

热、肿胀，继而粟疹成片或水疱密集，渗液流津，瘙痒不休。伴身热，心烦，口渴，大便干，小便短赤。舌红，苔黄腻，脉滑数。

②脾虚湿蕴：发病较缓，皮损潮红，瘙痒，抓后糜烂，可见鳞屑。伴纳少神疲，腹胀便溏。舌淡白胖嫩，边有齿痕，苔白腻，脉濡缓。

③血虚风燥：病情反复发作，病程较长，皮损色暗或色素沉着，粗糙肥厚，呈苔藓样变，剧痒，皮损表面有抓痕、血痂和脱屑。伴头昏乏力，腰酸肢软，口干不欲饮。舌淡、苔白，脉弦细。

（2）西医诊断

主要根据病史及临床表现来诊断。急性湿疹，皮疹表现为多形性、对称分布，倾向渗出；慢性湿疹，皮损呈苔藓样变；亚急性湿疹，损害介于上述两者之间。

3.3.6　新九针技术运用心得

（1）新九针组合技术

选取针具：梅花针、细火针、三棱针、毫针。

操作规程：梅花针中、重度手法叩刺皮损局部，以出血为度。

细火针浅疾刺病变部位，散刺，每隔0.5～1厘米刺1针；深疾刺曲池、血海、三阴交。

三棱针耳尖、大椎、委中、尺泽、足跟穴放血（足跟穴为跟骨后下正中，赤白肉际处）。

毫针针刺肺俞、脾俞、阴陵泉、蠡沟，用平补平泻法，留针。

随证加减：湿热浸淫加大椎、阳陵泉、曲池，毫针针刺，用泻法，留针；脾虚湿蕴加脾俞、足三里，毫针针刺，用补法，留针；血虚风燥加心俞、脾俞、神门、三阴交，毫针针刺，用补法，留针。

操作间隔：梅花针、细火针 1 周 1 次，3 次为 1 个疗程，二者交替进行；三棱针 1 周 2 次，5 次为 1 个疗程；毫针每天 1 次，10 次为 1 个疗程。

（2）治疗心得

①针灸治疗湿疹有一定疗效，传统的单一疗法很难从根源上祛除湿疹，需坚持治疗，且在治疗期或治愈后 3 个月内忌食辛辣刺激、腥味、发物，忌处潮湿之地，保持心情舒畅，服装以纯棉为佳。

②湿疹急性者多湿热，慢性者多血虚，治疗应疏风利湿、清热解毒，外治以针灸，内攻以中药，可收两全之功。

③慢性湿疹可以配合埋线疗法以慢性刺激、提高肌体免疫力而达到长效治疗的目的。

④湿疹应注意病变局部皮肤护理，禁止搔抓、摩擦及热水烫洗等方法止痒。因局部抓挠合并感染者，应控制感染后再行治疗。

3.4 荨麻疹

3.4.1 概述

荨麻疹是由多种病因引起的皮肤、黏膜小血管扩张及渗透性增强而出现的一种局限性、一过性水肿反应，以皮肤突起风团、剧痒为主要特征。荨麻疹为常见多发性皮肤病，约有 15% ~20%

的人一生中至少发作过一次荨麻疹。一年四季均可发生，尤以春季为发病高峰。

临床根据病程长短，一般把起病急、病程在 3 个月以内者称为急性荨麻疹；风团反复发作、病程超过 3 个月以上者称为慢性荨麻疹。

荨麻疹属中医"隐疹"范畴，又称"风疹""风疙瘩"。

3.4.2　中医病因病机

中医学认为，荨麻疹的发生内因禀赋不足，外因风邪为患。急性荨麻疹由于卫表不固，感受风寒或风热之邪，客于肌肤，致使营卫不和；或因饮食不节，致肠胃湿热，郁于皮肤腠理而发。慢性荨麻疹多由情志不遂，肝郁不舒，郁久化火，耗伤阴血；或脾气虚弱，湿热虫积；或冲任失调，经血过多；或久病耗伤气血等，致营血不足，生风生燥，肌肤失养而成。

3.4.3　西医病因病理

荨麻疹的发病机制目前尚未完全阐明。一般认为，荨麻疹患者具有某种敏感体质，在一些因素作用下产生变态反应和非变态反应。

（1）饮食

食物以鱼、虾、蟹、蛋类最常见，某种香料调味品亦可引起。

（2）药物

青霉素、磺胺类、呋喃唑酮（痢特灵）、血清疫苗等。

（3）感染

包括病毒（如上感病毒、肝炎病毒）、细菌（如金葡萄）、真

189

菌和寄生虫（如蛔虫等）。

（4）生物因素

动物及植物因素，如昆虫叮咬或吸入花粉、羽毛、皮屑等。

以上各种过敏原刺激人体，使人体产生特异抗体——免疫球蛋白E（IgE），IgE附着在体内的肥大细胞上或嗜碱性粒细胞上，当再次受到这种过敏原时，IgE就和食物中的过敏原相结合，从而使肥大细胞和嗜碱性粒细胞释放组胺，组织胺又作用于血管，使之扩张和通透性增加，大量蛋白质和液体外渗到皮肤组织中，于是产生荨麻疹。

物理因素，如冷、热、日光、摩擦和精神因素等，都可引起自主神经系统的胆碱能性神经末梢释放乙酰胆碱，乙酰胆碱可直接引起血管扩张，也可促使组织胺释放，引发荨麻疹。

此外，胃肠疾病、代谢障碍、内分泌障碍亦可引起荨麻疹。

3.4.4　临床表现

急性荨麻疹发病急骤，皮肤突然出现形状不一、大小不等的风团，融合成片或孤立散在，呈淡红色或白色，边界清楚，周围有红晕，瘙痒不止。数小时内水肿减轻，变为红斑而渐消失。但伴随搔抓，新的风团会陆续发生，此伏彼起，1天之内可发作数次。一般在2周内停止发作。

慢性荨麻疹一般无明显全身症状，风团时多时少，有的可有规律，如晨起或晚间加重，有的则无规律性。病情缠绵，反复发作，常多年不愈。

荨麻疹发生部位可局限于身体某部，也可泛发于全身。如果发生于胃肠，可见恶心、呕吐、腹痛、腹泻等；喉头黏膜受侵则胸闷、气喘、呼吸困难，严重者可引起窒息而危及生命。

3.4.5 临床诊断

（1）中医诊断

①风热犯表：风团色红，灼热剧痒，遇热加重，发热，咽喉肿痛，舌红，苔薄黄，脉浮数。

②风寒束表：风团色白，遇风寒加重，得暖则减，恶寒，舌淡，苔薄白，脉浮紧。

③血虚风燥：风疹反复发作，迁延日久，午后或夜间加剧，心烦少寐，口干，手足心热，舌红，少苔，脉细数无力。

④肠胃实热：风团色红，成块成片，脘腹疼痛，恶心呕吐，便秘或泄泻，舌红，苔黄腻，脉滑数。

（2）西医诊断

①皮肤突发瘙痒：不规则风团呈鲜红色或苍白色或绕有红晕，一般在24小时内消退，消退后不留鳞屑和色素沉着；排除丘疹性荨麻疹或多形性红斑；或伴有恶心、呕吐、腹痛、腹泻累及消化系统表现；或伴发支气管哮喘、喉头水肿等呼吸系统表现；病程可呈慢性经过，反复发作。

②血常规检查：有嗜酸性粒细胞增加，白细胞如果增高则提示为急性感染引起。

③皮肤划痕症阳性：以钝器在皮肤上划痕后，局部出现与划痕一致的风团，即为皮肤划痕试验阳性。

④胃镜检查：伴有胃肠道症状的荨麻疹可进行胃镜检查。

⑤皮肤过敏原试验：可查到阳性结果，有一定的局限性，仅供参考。

3.4.6 新九针技术运用心得

（1）新九针组合技术

选取针具：毫针、三棱针、细火针。配合火罐。

操作规程：毫针针刺曲池、阳陵泉、足三里，血海透百虫窝，用平补平泻法，留针。

三棱针点刺脐周上下左右，旁开 1 寸，拔火罐。

细火针浅疾刺肺俞、风门、膈俞，深疾刺曲池、血海。

随证加减：风热犯表加大椎、商阳，三棱针刺络放血；风寒束表加风池、尺泽，毫针针刺，用平补平泻法，留针；血虚风燥加心俞、肝俞、脾俞，毫针针刺，用补法，留针；肠胃实热加胃俞、大肠俞、上巨虚，毫针针刺，用平补平泻法，留针。少商，三棱针放血；内庭，毫针针刺，用泻法，留针。

操作间隔：毫针每天 1 次，10 次为 1 个疗程；三棱针 1 周 1 次，3 次为 1 个疗程；细火针 1 周 2 次，5 次为 1 个疗程。

（2）治疗心得

①新九针技术对急性荨麻疹有较好疗效，可配合自血疗法进行穴位注射，取血海、曲池或足三里、曲池，以本人静脉血 8 毫升，每穴注射 2 毫升，5 天 1 次。慢性者反复难愈，除针灸与自血疗法外，还可配合埋线疗法，每月 1 次，3~5 次为 1 个疗程。

②荨麻疹与患者食入过敏性物质及接触过敏原有直接关系，因此应嘱咐患者避免接触过敏原，饮食清淡，忌食辛辣刺激及海鲜类食物。

③如急性发病，症状较重，出现呼吸困难等情况，必须及时采取西医对症治疗，切不可自行处理，耽误治疗。

④荨麻疹与自身体质变化密切相关，应注意加强体育锻炼，

增强体质，同时注意气温变化，适当增减衣服。

3.5 颈椎病

3.5.1 概述

颈椎病又称颈椎综合征，是指颈椎间盘退行性变，及其继发性椎间关节退行性变所致脊髓、神经、血管损害而表现的相应症状和体征。颈椎病发病较缓慢，易反复发作。发病年龄一般在40岁以后，近年来有提前的趋势。颈椎病多由急性损伤造成颈椎和椎间盘的损害诱发；或因慢性劳损，如刺绣、缝纫、誊写等长期低头工作，可引起颈部关节囊、韧带等松弛，颈项肌肉、筋膜等损伤，从而加速颈椎的退行性变化而逐步发生症状。

颈椎病的症状分别见于中医学的"项强""颈筋急""颈肩痛""头痛""眩晕"等病症中。

3.5.2 中医病因病机

肾主骨生髓，肝藏血主筋。人过中年，肝肾由盛而衰，筋骨得不到精血的充分濡养，逐渐退化变性，在外伤、劳损、风寒湿侵袭等外因影响下，导致局部气血运行不畅，经络阻滞而发病，而局部病变又可进一步影响脏腑功能，产生眩晕、麻木、惊厥等复杂证候，因此颈椎病是在内外结合下发病的，其特点是病程迁延、症状繁杂、轻重悬殊。

3.5.3 西医病因病理

颈椎病的发生主要源于椎间盘的退变，最早出现在纤维环，继之影响到髓核，以至软骨板。当椎间盘发生退行性改变后，首先会造成椎间关节不稳和活动异常，进而波及小关节。早期主要为软骨退变，渐而波及软骨下，形成骨关节炎，使关节间隙变窄，关节突肥大和骨刺形成，致使椎间孔变窄，刺激或压迫神经根，引起各种病痛。在椎间盘、关节突出现退变的同时，黄韧带和前后纵韧带亦增生肥厚，在后期会发生骨化或钙化，使椎管变窄或是在颈后伸时形成皱褶并突向椎管，最终在姿势不良、感受风寒、外伤等诸多诱因下使颈椎的某些节段发生错动和产生继发性的改变，进而使脊髓、血管或神经根受到刺激或压迫，产生各种症状和体征。

颈椎 4~6 是活动最多和最灵活的部位，颈椎 4、颈椎 5 椎间和颈椎 5、颈椎 6 椎间的屈曲范围也是最大的。一般而言，成角最大的部位发生在颈椎 4、颈椎 5 椎间，不过，因为解剖上的变异、软组织的影响和姿势等因素，都有可能改变成角的部位。由于头颈屈曲和伸展最多的部位发生在颈椎 4~6，这些节段的静态曲度最大，所受的压力也大，因此它们是磨损最多和增生、退化出现最早的部位。

3.5.4　临床表现

（1）颈型

颈部不适感有颈部疼痛、颈部酸胀、颈部发僵；晨起、劳累、姿势不正及寒冷刺激后突然加剧；活动颈部有"嘎嘎"响声；颈部肌肉发板、僵硬；用手按压颈部有疼痛点；按摩颈部有韧带弹响，转动颈部不够灵活等。

（2）椎动脉型

颈部不适伴有眩晕，并且多与颈部活动相关联，伴有复视、眼震、耳鸣、耳聋、恶心、呕吐等症状。

（3）神经根型

颈部不适伴有一侧上肢节段的运动障碍或感觉麻木，甚至会出现手部大、小鱼际肌及骨间肌的萎缩。

（4）交感神经型

颈部不适伴有反射性自主神经功能紊乱的症候群，包括眼、耳、鼻、喉部的症状，如眼胀、干涩或多泪、视力变化、视物不清、眼前好像有雾等；耳鸣、耳堵、听力下降；鼻塞、咽部异物感、口干及味觉改变等；胃肠道症状，如恶心，甚至呕吐，腹胀、腹泻、消化不良、嗳气及咽部异物感等；心血管症状，如心悸、胸闷、心率变化、心律失常、血压变化等。

（5）脊髓型

颈部不适，伴有双侧或单侧下肢麻木、疼痛、僵硬发抖、无力、颤抖，行走困难，有踩棉花感，继而双侧上肢发麻，握力减弱，容易失落物品，甚至可有便秘、排尿困难与尿潴留或尿失禁等。

（6）混合型

以上症状混合存在。

3.5.5　临床诊断

（1）中医诊断

①寒湿痹阻：颈椎及上肢挛缩、麻木，颈部活动度受限，恶寒，口不渴，舌淡苔白，脉浮紧。

②气滞血瘀：头、颈、肩背麻痛，如针刺刀割，痛有定处，夜间痛甚，或心烦胸闷，面色无华，舌体紫暗或有瘀斑，脉细涩。

③肝肾不足：颈部僵痛，掣引肢臂，麻木痛甚，向后头部、

耳后及肩、手放射，头颈活动不便，伴腰膝酸软无力，头晕目眩，倦怠，舌质暗，脉沉细。

④阳虚寒凝：颈部疼痛，上肢麻木疼痛，麻木为主，畏冷，四肢欠温，疲乏无力，伴头晕，舌胖大，脉细弦无力。

（2）西医诊断

①颈型：反复出现"落枕"现象。平时肩胛骨内上角和内侧缘常有酸胀疼痛感。排除颈肩软组织风湿及颈椎损伤。颈椎X线摄片可见退行性变化。

②神经根型：有颈型颈椎病的临床表现。出现颈神经放射性疼痛。颈椎X线摄片显示，与受害神经相对应的活动节段存在退行性征象。物理检查提示，颈神经病变的定位在神经根，排除脊髓内、神经丛、神经干病变的可能性。

③椎动脉型：有颈型颈椎病的临床表现。出现椎动脉受压的症状、体征，如眩晕、视物模糊、耳鸣、猝倒等。X线摄片显示，椎体退行性变，椎间孔狭窄变形。MRI检查显示，椎动脉局限性折角扭曲，局限性弧形压迹等。

④脊髓型：四肢麻木无力，逐渐出现行走困难及大小便失禁，有肢体感觉减退或消失、肌肉萎缩、肌力差等体征，膝踝反射及肛门反射减弱或消失，晚期可出现肛门括约肌松弛及踝部感觉消失，以至完全瘫痪。颈椎X线摄片显示，椎骨有明显骨刺或关节移位。腰椎穿刺试验可呈阳性，脑脊液蛋白含量增加。椎管造影或CT检查可进一步确定椎间关节移位及骨刺突入椎管内的程度。

⑤交感神经型：常有颈椎病神经根型的症状及阳性体征。有反射性交感神经的刺激症状，如视力模糊、瞳孔散大、心动过速

或心律不齐，同时有面部充血、出汗、顽固性头疼、咽部有异物感及血压升高等症状。

⑥混合型：有以上两型或两型以上表现。常见为颈型合并其他型。

3.5.6　新九针技术运用心得

（1）新九针组合技术一

选取针具：磁圆梅针、毫针。

操作规程：磁圆梅针中、重度手法叩刺颈夹脊3~5遍。

毫针针刺风池、天柱、大椎、阿是穴、列缺、昆仑，用平补平泻法，留针。

随证加减：寒湿痹阻加风门、肺俞、尺泽，毫针针刺；气滞血瘀加膈俞、血海，毫针针刺。

操作间隔：磁圆梅针、毫针每天1次，5次为1个疗程。

主治：颈型颈椎病。

（2）新九针组合技术二

选取针具：梅花针、磁圆梅针、锋钩针、毫针。配合火罐。

操作规程：梅花针中度手法叩刺头部诸经3~5遍。

磁圆梅针中、重度手法叩刺颈夹脊、手三阳经（颈肩部至指尖）3~5遍。

锋钩针钩割大椎、天柱、颈夹脊穴、天髎，大椎、天髎，钩割后拔罐10分钟。毫针针刺风池、颈夹脊、曲池、压痛点、天柱、大椎、合谷、手三里等，用泻法，留针。

随证加减：寒湿痹阻加风门、肺俞、尺泽，毫针针刺，用泻法；气滞血瘀加膈俞、血海，毫针针刺，用泻法；肝肾不足加肝俞、肾俞、三阴交、太溪，毫针针刺，用补法；阳虚寒凝加命门、关元、足三里，温针灸。

操作间隔：梅花针、磁圆梅针、毫针每天 1 次，5 次为 1 个疗程；锋钩针 1 周 1 次，3 次为 1 个疗程。

主治：椎动脉型、神经根型、交感神经型及混合型颈椎病。

（3）新九针组合技术三

选取针具：磁圆梅针、锋钩针、细火针、毫针。

操作规程：磁圆梅针中、重度手法叩刺颈夹脊、手三阳经、足三阳经 3～5 遍。

锋钩针钩割大椎、天柱、颈夹脊穴。

细火针深疾刺颈夹脊穴、曲池、足三里，浅疾刺大椎、颈部脊间阿是穴。

随证加减：肝肾不足加肝俞、肾俞、三阴交、太溪，毫针针刺，用补法；阳虚寒凝加命门、关元、足三里，温针灸。

操作间隔：磁圆梅针、细火针、毫针每天 1 次，10 次为 1 个疗程；锋钩针 1 周 1 次，3 次为 1 个疗程。

主治：脊髓型颈椎病。

（4）治疗心得

①颈部有脊髓、脊神经、椎动脉等重要解剖结构，因此运用新九针技术治疗时应先掌握其局部解剖，严格操作规程，安全施治，尤其是应用锋钩针、火针需注意。

②颈椎病为慢性劳损性、退变性疾病，治疗见效快，维持疗效难，故而治疗不能一蹴而就。应用新九针技术治疗颈椎病如配合手法整复、按摩、局部走罐则疗效更佳，待取效后，可配合埋线疗法巩固疗效。

③颈椎病发病与过劳、姿势不当等有关，故而预防重于治

疗。临证时需嘱咐患者俯首时间不宜过长，注意睡眠姿势和颈部保暖，进行太极拳、广播操等做全身性的锻炼及颈项功能的锻炼，防止复发或加重。

④脊髓型颈椎病如针灸治疗无效或患者症状持续加重，则需考虑手术治疗。

3.6　肩周炎

3.6.1　概述

肩关节周围炎，又称冻结肩、肩凝症，是肩关节囊及其周围组织的一种退行性、炎症性病变。肩周炎多单侧发病，少数双肩同时发病。以 50~60 岁的人群发病率最高，女性多于男性，约为 3:1，其发生年龄与肩关节产生严重退变年龄一致。一般而言，慢性代谢性疾病、营养不良、心脏病、肺疾患和精神病患者比健康人容易发生此病。

肩关节周围炎属中医"痹证"范围。

3.6.2　中医病因病机

人过中年阳气虚弱，正气渐损，肝肾不足，气血虚弱，营卫失调，以致筋脉、肌肉失去濡养，遇有风寒湿邪外侵，易使气血凝滞，阳气不布，脉络不通而致肩周炎。

（1）正气内亏

"七七肾气衰"，人在 50 岁左右，肝肾精气开始衰退，或劳逸过度，或病后体弱，致气血不足，筋脉得不到充分滋养，日久筋脉拘急，营卫失调。

（2）邪气外侵

居住潮湿、中风冒雨、睡卧露肩等，均可致外邪内侵，寒湿留滞于筋脉，血受寒则凝，脉络拘急则痛；寒湿之邪侵淫于筋肉关节，以致关节屈伸不利。

3.6.3　西医病因病理

肩周炎的病因尚未完全清楚。根据临床观察及实验研究，肩周炎可能与下列因素有关：

（1）炎症改变

任何有关盂肱关节附近结构的炎症改变，均可成为导致肩周炎的诱发原因。急性炎症期，如能适当合理地治疗，消除炎性病变，即可早期治愈，不再继续发展，如未能有效治疗，其炎性病变蔓延扩散，可侵犯至关节囊、韧带等附近软组织。肱二头肌长头肌腱炎诱发者最为常见。

（2）退变因素

随着年龄的增长，骨骼、肌肉、肌腱、腱鞘、韧带、关节囊、滑液囊等所有肌体组织，都有一个自然退变过程，但同一个体各组织的退变程度是不同步的，各个组织器官的退变在个体之间又有着较大的差异。就肩关节而言，目前已知的肱二头肌腱鞘炎、冈上肌腱炎、肩峰下滑囊炎、三角肌下滑囊炎等病变与退变因素有关，而这些疾病如治疗不及时均可逐渐引起肩周炎的发生。

（3）外力损伤因素

肩部肌肉、肌腱、韧带在肩关节的各种功能活动中，作用是多种多样的，同一块肌肉或肌腱可受到不同方式作用力的叠加，肌力矢变换频繁，这是软组织损伤的条件。外力损伤可分为超强度损伤、无备过载损伤和慢性疲劳损伤 3 种情况。

（4）环境因素

主要是风寒湿侵袭。尤其是老年人，组织退变、适应能力下降、反应迟钝，风寒湿之邪侵袭肩部软组织，可造成局部血液流速变慢，毛细血管渗出增多，这样可引起和加重肩关节周围软组织的无菌性炎症改变，使肩部对承受外力的功能下降，引起和加重肩周炎。

（5）疾病因素

由于颈椎病、心脏病、肺尖癌、膈下疾病等累及肩肌痉挛，从而发生活动受限和肩关节粘连。

（6）其他

如肩部肱骨外科颈骨折、肩关节脱位、上肢骨折等，使肩关节长期固定，肩关节缺乏功能锻炼，引发肩周炎。

3.6.4 临床表现

肩周炎多为慢性发病，隐袭进行，多因上举外展活动引起疼痛始被注意，亦有疼痛较重进展较快者。患者无明显外伤史，但病变可由外伤诱发。

（1）肩部疼痛

起初时肩部呈阵发性疼痛，多数为慢性发作，以后疼痛逐渐加剧，或钝痛，或刀割样痛，且呈持续性，气候变化或劳累后，常使疼痛加重。疼痛可向颈项及上肢（不超过肘部）扩散，当肩部偶然受到碰撞或牵拉时，常可引起撕裂样剧痛。肩痛昼轻夜重为肩周炎一大特点，多数患者常诉说后半夜痛醒，不能成寐，尤其不能向患侧侧卧，此种情况因血虚而致者更为明显。若因受寒而致痛者，则对气候变化特别敏感。

（2）肩关节活动受限

肩关节向各方向活动均可受限，以外展、上举、内外旋更为明显。随着病情进展，由于长期废用引起关节囊及肩周软组织的粘连，肌力逐渐下降，加上喙肱韧带固定于缩短的内旋位等因素，使肩关节各方向的主动和被动活动均受限，当肩关节外展时出现典型的"扛肩"现象，特别是梳头、穿衣、洗脸、叉腰等动作均难以完成，严重时肘关节功能也可受影响，屈肘时手不能摸到同侧肩部，尤其在手臂后伸时不能完成屈肘动作。

（3）怕冷

患肩怕冷，不少患者终年用棉垫包肩，即使在暑天，肩部也不敢吹风。

（4）压痛

多数患者在肩关节周围可触到明显的压痛点，压痛点多在肱二头肌长头腱沟。肩峰下滑囊、喙突、冈上肌附着点等处，尤以肱二头肌腱长头腱沟为甚，少数呈肩周软组织广泛性压痛，无压痛点者少见。

（5）肌肉痉挛与萎缩

三角肌、冈上肌等肩周围肌肉早期可出现痉挛，晚期可发生失用性肌萎缩，出现肩峰突起、上举不便、后弯不利等典型症状，此时疼痛症状反而减轻。

（6）X线及实验室检查

常规X线摄片大多正常，后期部分患者可见骨质疏松，但无骨质破坏，可在肩峰下见到钙化阴影。实验室检查多正常。

肩关节周围炎的病程发展可分三个阶段：

（1）急性期

由于主要表现为疼痛，其关节活动受限，疼痛引起的肌肉痉挛、韧带、关节囊挛缩，但肩关节本身尚能有相当范围的活动度。

（2）粘连期

疼痛症状明显减轻，因肩周软组织广泛粘连，活动范围极小，主要表现为肩关节活动严重受限，肩胛骨随之摆动而出现耸肩现象。本期病程为 2～3 个月。

（3）缓解期

患者随疼痛的消减，在治疗及日常生活、劳动中，肩关节的挛缩、粘连逐渐消失而恢复正常功能。少数患者可因未及时正确治疗而致肩关节完全强直。

3.6.5　临床诊断

（1）中医诊断

①风寒湿痹：肩部冷痛，遇风寒痛增，得温则减，恶风寒，舌淡，苔白，脉弦紧。

②瘀血阻滞：肩部肿痛、拒按，夜间为甚，舌质暗，脉弦。

③气血亏虚：肩部酸痛，劳累加重，伴头晕目眩，气短懒言，心悸乏力，舌淡苔白，脉细弱。

（2）西医诊断

①多在 50 岁左右发病，肩部疼痛，活动不灵，逐渐加重，病程较长，疼痛可向颈、耳、前臂和手放射。

②肩关节活动渐受限制，尤以外展、外旋、后伸为甚，最后成凝结肩。

③患肩肌肉萎缩，肩部有广泛压痛，肩外展外旋障碍。

④X线摄片检查，肩关节多为阴性，有时可见骨质疏松或肩峰下钙化阴影。

3.6.6 新九针技术运用心得

（1）新九针组合技术一

选取针具：磁圆梅针、细火针、毫针。

操作规程：磁圆梅针用重度手法叩刺肩关节周围局部阿是穴（局部敏感点）、肩髃，以皮肤充血为度。中、重度手法叩刺颈夹脊、手三阳经、手三阴经（肩部至肘部段）、局部压痛点 3～5遍，以皮肤发红为度。

细火针深疾刺肩髃、肩髎、肩贞、肩前、臑会、臂臑、天府、侠白、曲池、阿是穴。

毫针取条口透承山，以承山有胀感为度，边提插捻转，边嘱患者活动患侧肩关节，不留针。肩髃、肩髎进针行鸡爪刺，向下透刺2寸，用泻法，不留针。

随证加减：风寒湿痹加大椎、风门、肺俞，毫针针刺，加拔罐；气血亏虚加气海、关元、足三里，毫针针刺，用补法，可加灸。

操作间隔：磁圆梅针、毫针每天1次，5次为1个疗程；细火针1周2次，3次为1个疗程。

主治：肩周炎早期及治疗后恢复期，以肩关节周围疼痛为主，不伴有活动障碍。

（2）新九针组合技术二

选取针具：磁圆梅针、锋钩针、毫针。配合火罐。

操作规程：磁圆梅针用中度手法叩刺肩关节周围局部阿是穴、颈夹脊、手三阳经、手三阴经（肩部至肘部段）、局部压痛点 3～5 遍，以皮肤发红为度。

锋钩针取肩前、肩后局部阿是穴，肩贞、曲垣、肩外俞，或循肩部阳明经、太阳经取压痛点，每穴钩割 3～5 针，以出血为度，加拔火罐 10～15 分钟。

随证加减：瘀血阻滞加膈俞、血海，毫针针刺，用泻法；气血亏虚加气海、关元、足三里，毫针针刺，用补法，可加灸。

操作间隔：磁圆梅针、毫针每天 1 次，5 次为 1 个疗程；锋钩针 1 周 1 次，轻者 1 次即可，重者 3 次为 1 个疗程。

主治：肩周炎冻结期，以肩关节周围疼痛及活动障碍为主要表现。

（3）治疗心得

①肩周炎治疗的关键是找准压痛点，也就是治疗点。常见的痛点有喙突、大结节、小结节、结节间沟、肩峰下、肩胛骨上角与内外缘等。针对痛点，可用细火针深疾刺或用局部封闭后锋钩针钩割治疗。

②治疗前必须明确诊断，行 DR、MRI 等影像检查，排除肩关节结核、肿瘤、骨折、脱臼等其他疾病。

③肩前穴位于腋前纹头上 1 寸处，封闭及行锋钩针或细火针治疗时要注意针下方向稍向臂侧，一般要到达骨面施治，避免引起气胸。

④有肩关节活动功能障碍的患者，在针灸治疗后，应配合康复锻炼，自行做"爬墙、梳头、画圈"等动作，或由专业康复师进行指导锻炼，防止肩关节周围软组织再次粘连，影响恢复。

⑤肩周炎早期，多数患者会有肩部发凉、恶寒感，此时在发凉部位行细火针治疗可及时有效地避免肩周炎的继续发展。

⑥肩关节骨性关节炎，影像检查示关节间隙明显狭窄者，治疗效果较差，可配合关节腔注射玻璃酸钠以提高疗效。

⑦多数肩周炎患者有偏患侧卧位的习惯，故需嘱咐患者平素避免长久偏一侧而卧。

3.7　网球肘

3.7.1　概述

网球肘，又称肱骨外上髁炎，是由于肱骨外上髁前臂伸肌群附着处的急、慢性损伤导致的无菌性炎症。以肘部疼痛、压痛、前臂旋转不利和伸腕抗阻阳性为主要特征。多见于从事旋转前臂、屈伸肘关节和肘部长期受震荡的劳动者，如网球运动员、打字员、木工、钳工、矿工等。中年人发病率较高，男女比为3∶1，右侧多于左侧。

网球肘属中医"伤筋""筋痹""肘劳"范畴。

3.7.2　中医病因病机

中医学认为，网球肘多由于风、寒、湿、热邪入侵或者慢性劳损，损伤局部经脉，致局部气血运行不畅，瘀血停于局部，不通则痛。

3.7.3　西医病因病理

（1）外伤

伸肌总腱及其下的骨膜间有撕裂，继而引起粘连或感染，肘关节外侧部滑囊、滑膜的创伤性炎症或退行性变引起桡侧腕短伸肌的收缩引起肱骨外上髁部位的疼痛；环状韧带与桡侧副韧带损伤可以影响外上髁处的肌肉排列而在该处产生疼痛；手术后遗症等。

（2）神经源性疾病

肱骨外上髁炎不能单纯地考虑局部，起码要从颈椎开始检查，根据神经分节支配的不同结构来确定发病的根本原因。根据神经性疾病的机理，神经机能失调会使其支配的组织过敏和肌肉缩短。肌肉缩短可以拉紧肌腱而在局部产生疼痛。虽然大部分肌肉和骨骼疼痛症状局限在一个结构上，例如"外上髁炎"或"腱鞘炎"，可是仔细检查会找出神经疾病的症状。当神经机能失调后，其所支配的肌体组织可出现敏感（易疼痛和触痛）、水肿、肌肉挛缩、胶原蛋白退变、肌腱及韧带肥厚等临床表现。

3.7.4　临床表现

一般起病缓慢，因急性损伤而发病者较为少见。发病后痛及前肩和前臂，局部有时会出现轻度的肿胀，活动前臂后疼痛加重，不能作握拳、旋转前臂动作，握物无力，严重者，握在手中的东西会自行掉下来。在附着于外上髁的肌肉群里可触摸到挛缩的条状肌肉纤维，有不同程度的触痛感。颈椎及肩周亦有不适感。

3.7.5　临床诊断

（1）中医诊断

①寒湿外侵：肘部漫痛，得温痛减，遇劳加重，不能旋臂，提物困难，苔薄白，脉浮缓。

②气血瘀阻：有骤然挥臂或绞拧衣物史，痛如锥刺，向前臂及腕部放射，持物困难或握物无力，苔薄白，脉弦紧。

③肝肾两亏：为肘痛，昼轻夜重，持物无力，伴头晕、目

眩、耳鸣，腰酸膝软，舌红少苔，脉细弱。

（2）西医诊断

①常缓慢起病，多见于特殊工种或职业，如木工、钳工、矿工、网球运动员、打字员等。

②因肘关节的受累，而导致肘关节疼痛，用力或劳累后疼痛加重，休息后减轻。

③握拳、伸腕及旋转动作可引起肱骨外髁疼痛加重。

④查体有肱骨外上髁、桡骨头及二者之间局限性、极敏锐的压痛，皮肤无炎症，肘关节活动不受影响。

⑤伸肌腱牵拉试验（Mills）阳性。前臂旋前位，并将腕关节屈曲后再伸直肘关节时（由于桡侧腕伸肌张力增大），如引起肱骨外上髁处疼痛即为阳性。伸肘位并握拳、屈腕，然后主动将前臂旋前，若引起外上髁疼痛也为 Mills 征阳性。

⑥肘关节 X 线正侧位摄片证实无骨质病变，有时可见钙化阴影、肱骨外上髁粗糙、骨膜反应等。

3.7.6　新九针技术运用心得

（1）新九针组合技术

选取针具：磁圆梅针、细或中火针、锋钩针、毫针。配合火罐。

操作规程：磁圆梅针圆头中度手法叩刺手三阳经、患处局部3～5遍，以皮肤发红为度。

细或中火针深疾刺压痛点，每处3～5针。

锋钩针阿是穴钩割松解，加拔火罐，留罐10分钟。

毫针压痛点采用滞针疗法，曲池、手三里、手五里提插捻转，留针。配合交经缪刺法，疼痛点对应的上肢对侧部位或下肢对侧部位，采用滞针手法，留针。

随证加减：寒湿外侵加肘髎、尺泽、外关，毫针针刺，温针灸；气血瘀阻加尺泽、合谷，毫针针刺，用平补平泻法；肝肾两亏加肝俞、肾俞、足三里、三阴交，毫针针刺，用补法。

操作间隔：磁圆梅针、毫针每日 1 次，5 次为 1 个疗程；细或中火针 1 周 2 次，3 次为 1 个疗程；锋钩针 1 周 1 次，1 次为 1 个疗程。

（2）治疗心得

①网球肘多因肘部劳作过度而发，故而应要求患者治疗期间避免肘部过度用力，可做适当的活动，有利于康复；但急性发作局部红肿疼痛剧烈者，应绝对避免肘关节活动。

②网球肘病程较长，症状较重，在采用锋钩针、细或中火针治疗时，若配合局部封闭则疗效更好，且不易反复。

③网球肘经上法治疗虽有效但却反复发作者，则不应单纯考虑局部问题，多与颈椎病相关，概因肱骨外上髁处附着肌肉的支配神经源于颈部中、下段脊神经的丛干。在颈椎退行性变等原因受到长期刺激或压迫时，致受支配的肌肉出现慢性痉挛和损伤，从而继发肱骨外上髁炎，故治疗时应"颈肘同治，重在治颈"方可显效。

④肘部封闭治疗仅可行 1～2 次，不可反复使用，否则会造成局部肌肉不同程度萎缩和钙化，引发诸多问题。

3.8　腱鞘炎

3.8.1　概述

腱鞘炎好发于 30～50 岁的人群，女性多于男性，比例为

10:1。常见于一些需要长期重复活动，导致肌腱劳损的职业，如打字员、器乐演奏家、银行工作人员、货物搬运工或需要长时间电脑操作的行业等，也可能由外伤诱发。另外，骨关节炎、一些免疫疾病、糖尿病，甚至是感染也有可能引起腱鞘炎。孕期、哺乳期及更年期的女性，由于激素水平等内分泌变化，发病概率高于平常。如今，由于人们对电脑键盘、鼠标、手机等过度使用，也会让手指长时间、重复、用力地屈伸，出现肌腱的过度摩擦，导致腱鞘炎，又称"键盘手"。

腱鞘炎属中医"伤筋""筋结"范畴。

3.8.2　中医病因病机

（1）积累劳损，气血瘀滞

手指劳作过度，频繁伸屈，积劳伤筋。

（2）肝肾亏损，气血不足

随着年龄增长，肝肾精气衰退，气血不足，手指周围筋肉失于气血滋养，屈指肌腱退行性变性，滑膜鞘分泌功能减退，轻微外界刺激可导致局部炎症。

（3）外感风寒

手指部遭受寒凉刺激，血运迟滞，瘀结不通，不通则痛而导致本病发作。

3.8.3　西医病因病理

屈伸肌腱在走行过程中，经关节成角部位处，会经过一些骨纤维通道，即腱鞘结构，其作用是使肌腱紧贴附于骨面，不会因关节成角运动时而绷起或左右滑动，从而增加肌腱滑动的有效性及准确性。腱鞘炎的产生，主要有以下两种情况：

（1）机械性损伤

当肌腱长时间重复、过度的滑动，与腱鞘组织过度机械摩擦，诱发炎症反应，导致腱鞘组织肿胀、增生并狭窄，因而出现疼痛、肌腱滑动受阻，甚至肌腱嵌顿，导致腱鞘炎。

（2）继发性损伤

糖尿病、类风湿性关节炎、感染性疾患、急性创伤等也可能诱发腱鞘炎。

3.8.4　临床表现

腱鞘分布在人体腕部、掌指部、足部和肩部二头肌腱沟等处，因此，腱鞘炎在指、趾、腕、踝及肩部均可发生，尤以腕部和手指最为常见，如桡骨茎突狭窄性腱鞘炎和屈指肌腱狭窄性腱鞘炎。

临床起病多比较缓慢，有时也会突然出现症状。通常表现为发病部位疼痛，可以向近端或远端放射，可能出现晨僵，通常关节晨僵的感觉在起床后最为明显，随手指活动，晨僵症状可慢慢缓解，但疼痛症状并不会随着活动频繁而明显缓解。受累的关节出现肿胀，局部有时可触及硬结，手指活动时出现弹响，甚至出现暂时性嵌顿，需要被动活动关节才能够缓解。当肌腱完全嵌顿后，手指屈伸活动丧失。

3.8.5　临床诊断

（1）中医诊断

①风寒痹阻：患部肿胀、疼痛、发僵，畏寒，舌苔薄白，脉浮紧。

②气滞血瘀：患部肿胀、刺痛、活动不利、皮肤稍灼热，舌

苔薄黄或薄白，脉弦或弦涩。

③肝肾亏虚：患部酸痛，关节活动无力，劳累后加重，舌红苔少，脉细。

（2）西医诊断

①桡骨茎突狭窄性腱鞘炎：症见桡骨茎突周围疼痛，局部肿胀，亦有肿胀不明显。疼痛可放射到手指和前臂。活动腕及拇指时疼痛加重，不能提重物。查体见，桡骨茎突处压痛明显，有时可触及硬结节，腕和拇指活动稍受限。握拳尺偏试验阳性（拇指握于掌心，握拳，腕关节向尺侧侧屈，此时桡骨茎突处出现剧痛）。

②屈指肌腱狭窄性腱鞘炎：有手指长期劳损病史。多见于妇女或手工劳动者，好发于拇指、中指及无名指。症见患指屈伸不灵活，伴有酸痛，以晨起为重，活动后好转。晚期患指屈伸障碍加重，有时有"弹响"或"卡顿"现象，严重时患指不能屈伸。查体于掌指关节掌面可触及结节样隆起，压痛明显，伸屈活动时可在结节处触摸到摩擦感及弹跳感。屈指抵抗试验阳性（让患侧掌指关节伸直，检查者施阻力对抗后，再嘱患者主动屈曲掌指关节，若诱发疼痛则为阳性）。

3.8.6　新九针技术运用心得

（1）新九针组合技术一

选取针具：细火针、毫针。

操作规程：细火针浅疾刺压痛点，每处 3~5 针，速刺不留针，深度 1~3 分。

毫针在狭窄的腱鞘部施围刺或鸡爪刺，可温针。

随证加减：风寒痹阻加大椎、外关，毫针针刺，用泻法；气滞血瘀加合谷、太冲、膈俞，毫针针刺，留针。

操作间隔：毫针每天 1 次，5 次为 1 个疗程；细火针 1 周 2 次，3 次为 1 个疗程。

主治：屈指肌腱狭窄性腱鞘炎，症见疼痛，而不伴有关节弹响。

（2）新九针组合技术二

选取针具：锋钩针、毫针

操作规程：锋钩针阿是穴钩割，深达骨面后方可操作，顺肌纤维走行方向纵向钩割 3～5 针，出针后，嘱患者活动患指，以疼痛及弹响缓解或消失为度。

毫针在狭窄的腱鞘部施围刺或鸡爪刺，可温针。

随证加减：气滞血瘀加合谷、太冲、膈俞，毫针针刺，用泻法，留针；肝肾亏虚加肝俞、肾俞、太溪，毫针针刺，用补法。

操作间隔：毫针每天 1 次，5 次为 1 个疗程；锋钩针 1 周 1 次，轻者 1 次即愈，重者 3 次为 1 个疗程。

主治：桡骨茎突狭窄性腱鞘炎，屈指肌腱狭窄性腱鞘炎症见局部疼痛伴有关节弹响或不能屈伸。

（3）治疗心得

①治疗拇指屈肌腱狭窄性腱鞘炎时，锋钩针进针点要偏向尺侧，正当掌指横纹或掌指横纹掌侧 0.5 厘米处，针刃方向与肌腱走行一致，避免损伤肌腱及两侧的血管神经束。

②治疗桡骨茎突狭窄性腱鞘炎时一定要熟悉局部解剖知识，避免对桡神经和桡动脉的损伤。

③锋钩针钩割治疗以切开浅层腱鞘，患指弹响消失为度，不宜过深，更勿切割肌腱。该法与局部封闭治疗配合效果更佳。

④屈指肌腱狭窄性腱鞘炎进行锋钩针钩割治疗时，切忌让患者在未出针前进行屈伸活动，避免针尖断裂于体内。

⑤患者应避免过度的手工劳动，适当休息，同时患部应注意保暖，勿用冷水洗漱，预防和减少腱鞘炎的复发。

3.9　背肌筋膜炎

3.9.1　概述

背肌筋膜炎，又称腰背肌损伤、腰背部纤维炎、腰背筋膜疼痛症候群等，是指因寒冷、潮湿、慢性劳损而使腰背肌筋膜及肌肉组织发生水肿、渗出及纤维性变。多发于寒冷、潮湿地区的腰背部超负荷劳动、长期固定坐姿的人群中。

背肌筋膜炎属中医"痹证"范畴。

3.9.2　中医病因病机

中医学认为，久卧湿地，贪凉或劳累后反复感受风寒湿邪，风寒湿邪侵入肌体，寒凝血滞，使肌筋气血运行不畅，经络痹阻不通；或劳作过度，筋脉受损，气血阻滞脉络；或素体虚弱，气血不足，筋脉失荣而发背肌筋膜炎。

3.9.3　西医病因病理

常见如下几个诱发因素：

（1）部分患者有程度不等的外伤史

背部肌肉、筋膜受损后发生纤维化改变，使软组织处于高张力状态，从而出现微小的撕裂性损伤，最后又使纤维样组织增多、收缩，挤压局部的毛细血管和末梢神经出现疼痛。

（2）不良姿势

不少患者虽没有明显急性外伤史，但因长时间坐姿，少活动；或因工作姿势不良，长期处于单一的特定姿势；或因工作紧张，持续性负重，过度劳累等，迁延日久而致病。

（3）潮湿、寒冷的环境

潮湿、寒冷的气候环境为背肌筋膜炎另一重要发病原因，湿冷可使肌肉血管收缩、缺血、水肿，引起局部纤维浆液渗出，最终形成筋膜炎。

（4）其他诱因

患者有慢性感深、精神忧郁、睡眠障碍、甲状腺功能低下及高尿酸血症等疾病可并发背肌筋膜炎，或腰骶椎先天变异（畸形），或脊柱退行性疾病而诱发背肌筋膜炎。

3.9.4　临床表现

（1）背部肌肉痛

慢性持续性酸胀痛或钝痛，疼痛呈紧束感或重物压迫感。

（2）缺血性疼痛

背部受凉或全身疲劳、天气变冷会诱发疼痛，深夜睡眠中会痛醒，晨起僵硬疼痛，活动后减轻，但常在长时间工作后或傍晚时加重，长时间不活动、活动过度，或情绪不佳时也可加重疼痛。

（3）固定压痛点

体检时发现患者背部肌肉紧张、痉挛、隆起、挛缩或僵硬。压痛点位置常固定在肌肉的起止点附近或两组不同方向的肌肉交接处，压痛点深部可摸到痛性硬结或痛性肌索。

3.9.5　临床诊断

（1）中医诊断

①风寒湿阻：腰背部疼痛、板滞，转侧不利，疼痛牵及臀

部、大腿后侧，阴雨天气加重，伴恶寒怕冷，舌淡苔白，脉弦紧。

②湿热蕴结：腰背部灼热疼痛，热天或雨天加重，得冷稍减或活动后减轻；或见发热，身重，口渴不喜饮，舌红，苔黄腻，脉濡数或滑数。

③气血凝滞：晨起腰背部板硬刺痛，痛有定处，痛处拒按，活动后减轻，舌暗苔少，脉涩。

④肝肾亏虚：腰背隐痛，时轻时重，劳累后疼痛加剧，休息后缓解，舌淡苔少，脉细弱。

（2）西医诊断

①腰背部广泛疼痛，常因剧烈活动或寒冷诱发；并具引发放射区，即重压腰背部肌筋膜区皮下结节，除在该点有酸胀感外，还可在该点周围或距离稍远区域引发疼痛或肌紧张。

②腰背部活动受限，肌肉痉挛，部分患者有明确的疼痛扳机点。

③X线检查无阳性体征。

3.9.6 新九针技术运用心得

（1）新九针组合技术

选取针具：磁圆梅针、锋钩针、毫针。配合火罐。

操作规程：磁圆梅针圆针头叩刺背部督脉、足太阳膀胱经第1和第2侧线3~5遍，重点叩刺阿是穴及结节、条索状物。

锋钩针钩割阿是穴及结节、条索部位3~5针，加拔火罐（留10~15分钟）。

毫针选取压痛点、阳性反应物、相应脊柱节段、督脉、夹脊穴、膀胱经第1和第2侧线穴、委中，用泻法，留针。亦可采用滞针疗法（即单方向捻转使肌纤维缠绕针身产生滞针再突然用力拔出毫针，其功效与锋钩针相似而力较浅）。

随证加减：风寒湿阻加大椎、风门、阴陵泉，毫针针刺，用泻法，加拔罐；湿热蕴结加大椎、曲池，毫针针刺，用泻法；气血凝滞加膈俞，毫针针刺加拔罐；肝肾亏虚加肝俞、肾俞，毫针针刺，用补法。

操作间隔：磁圆梅针、毫针每天 1 次，5 次为 1 个疗程；锋钩针 1 周 1 次，轻者 1 次即愈，重者 3 次为 1 个疗程。

（2）治疗心得

①背肌筋膜炎初发者，痛点局限，宜选用锋钩针、拔罐为宜，一般 1 次治愈。病程较长者，痛点广泛，虽经按摩、理疗等多种治疗均可获效，然容易反复发作，不易治愈，则宜选用背部游走罐结合锋钩针治疗为宜，一般每周行游走罐 1 次，局部痛点行锋钩针钩割治疗，3 次为 1 个疗程。

②背肌筋膜炎应用锋钩针、毫针治疗，一定严格控制针刺深度，避免造成气胸。锋钩针钩割可采用提捏钩割法，毫针针刺深度据患者肥瘦决定，以 0.5～1 寸为佳，且最好采用斜刺法。

③背肌筋膜炎多与患者久坐劳损有关，故应嘱咐患者避免久坐，1 小时左右应起立活动 10～15 分钟。还需加强腰背部功能锻炼，增强腰背部的肌力和身体素质，如做体操、打太极拳等，做到劳逸结合，并注意局部保暖，防止受凉。

3.10　急性腰扭伤

3.10.1　概述

急性腰扭伤是腰部肌肉、筋膜、韧带和关节（包括椎间关节突关节、腰骶关节和骶髂关节）的急性损伤，俗称"闪腰""岔气"。急性腰扭伤多在体位不当、腰部运动不协调的情况下发生，以青壮年和体力劳动者多见，中年以后则以脑力劳动者多见。

急性腰扭伤属中医"跌仆""闪挫"范畴。

急性腰扭伤多有明显扭腰或闪腰的外伤史。腰部疼痛，在咳嗽、深呼吸时加重，活动不便，呈持续性疼痛，部位较固定。来诊的患者常以一手或双手撑、持腰部，迈步短小、步履迟缓，腰部活动受限。有的患者可在受伤时听到或感到腰椎错动时出现的弹响声。

3.10.2 中医病因病机

剧烈运动或负重、持重时姿势不当，或不慎跌仆、牵拉和过度扭转等原因，引起腰部的皮、肉、筋、脉受损，以致经络不通，经气运行受阻，瘀血壅滞局部而成。

3.10.3 西医病因病理

腰部负担着人体 60% 以上的重量，又具有前屈、后伸、侧向和旋转等各种复杂的运动功能，其前方只有松软的腹腔和腰大肌、腰方肌，附近也仅有一些肌肉、筋膜和韧带，除了腰椎之外，无其他的结构保护。所以在腰部用力不协调、用力过猛、活动过度、受到外来打击、本身肌肉状态不好（如受凉、姿势不良、已有急慢性劳损存在）、先天性解剖结构异常时，容易拉伤骶棘肌、棘上韧带、棘间韧带、腰背筋膜、关节囊等组织，导致组织充血或肿胀，日久形成粘连和慢性炎症。

疼痛常使腰部肌肉产生较广泛的紧张状态或痉挛，这导致了肌肉的缺血状态，缺血状态使损伤无法恢复并出现新的损害。恶性循环使损伤慢性化并奠定了下一次急性扭伤的基础。

3.10.4　临床表现

（1）腰扭伤

腰扭伤多因行走滑倒、跳跃，闪扭身躯而引起，多为肌肉、韧带遭受牵制所致，故损伤较轻。

（2）腰挫裂伤

腰部挫裂伤是较为严重的损伤，如高攀、提拉、扛抬重物的过程中用力过猛或姿势不正、配合不当，造成腰部的肌肉、筋膜、韧带、椎间小关节与关节囊的损伤和撕裂。

3.10.5　临床诊断

（1）中医诊断

①气滞型：腰痛时轻时重，痛无定处，以胀痛为主，重者腰部活动受限，行走困难，咳嗽震痛，舌苔薄，脉弦数。

②血瘀型：腰痛痛有定处，痛如针刺，压痛明显，腰部活动受限，可有腹胀、便秘，舌质可有瘀点，脉弦紧。

（2）西医诊断

①临床表现及病史：患者多有扭腰或闪腰的外伤史，腰部疼痛剧烈，腰部活动受限，当咳嗽、深呼吸时加重，活动不便，呈持续性疼痛，部位较固定，腰部不能挺直，甚至坐、卧、翻身都困难。

②体征：腰部活动受限，腰肌紧张、痉挛、僵硬，脊柱侧弯凸向健侧，棘突或椎旁关节突部位有压痛。一般无神经根刺激体征，但直腿抬高实验可呈阳性。

③X 线摄片显示，一般韧带损伤多无异常发现，或见腰生理前突消失。棘上、棘间韧带断裂者，棘突间距离增大或合并棘突、关节突骨折。

3.10.5 新九针技术运用心得

（1）新九针组合技术

选取针具：细火针、员利针、三棱针、毫针。

操作规程：细火针深疾刺腰部痛点。

员利针针刺腰 4~5 夹脊穴，速刺不留针。

三棱针委中放血。

毫针针刺人中、后溪、攒竹、腰痛点，运动针法。

随证加减：气滞型加合谷、阳陵泉、太冲，毫针针刺，用泻法；血瘀型加膈俞、血海、三阴交，毫针针刺，用泻法。

操作间隔：细火针 1 周 2 次，2 次为 1 个疗程；三棱针 1 次为 1 疗程；员利针、毫针每天 1 次，5 次为 1 个疗程。

（2）治疗心得

①本病必须诊断明确方可治疗，如腰痛伴有臀部及下肢放射痛，则考虑为腰椎间盘突出症急性发作，需参照腰椎间盘突出症治疗。

②对于后关节紊乱导致滑膜嵌顿而引起的急性腰部疼痛，则需手法整复，恢复小关节的生理位置，解除了对神经和滑膜等组织的卡压，疼痛自然消除。

③急性腰扭伤应立即进行积极治疗以求彻底治愈，否则有可能转为慢性腰痛。大部分患者在第 1 次针后就疼痛大减，随意运动恢复，但扭伤后的 3~5 天内最好卧床休息，不可提抬重物。

④教育患者掌握正确的劳动姿势，加强劳动保护，在做扛、

抬、搬、提等重体力劳动时应使用护腰带，以协助稳定腰部脊柱，增强腹压，增强肌肉工作效能。

3.11 腰椎间盘突出症

3.11.1 概述

腰椎间盘突出症是由于某些因素，主要是劳损引起的脊柱内外平衡失调而造成纤维环的破裂，髓核组织突出后压迫和刺激脊神经根或马尾神经引起的腰痛、下肢放射痛、下肢感觉及运动功能减弱等一系列症状和体征，是临床上常见病、多发病之一。简称腰突症，又称腰椎间盘纤维环破裂症。多发于青壮年，男性多于女性。以腰4～腰5、腰5～骶1发病率最高，约占95%。

腰椎间盘突出症属中医"腰痛""腰腿痛"范畴。

3.11.2 中医病因病机

中医认为，肾气虚弱，风寒湿邪乘虚而入，结于筋、脉、肌、骨之间，加之房劳过度、扭闪挫跌，复致筋脉受损，瘀阻经络，不通为痛，故见腰痛如折，转摇不能，腰腿酸麻拘急，往往迁延难愈。因此，外伤及风寒湿邪是导致腰椎间盘突出症的外因，肾虚是腰椎间盘突出症的内因。

3.11.3 西医病因病理

腰椎间盘突出症的病因病理主要有以下几点：

(1) 腰椎间盘的退行性改变

髓核的退变主要表现为含水量的降低，并可因失水引起椎节失稳、松动等小范围的病理改变；纤维环退变主要表现为坚韧程度降低。

（2）外力的作用

长期反复的外力造成的轻微损害，日积月累地作用于腰椎间盘，加重了退变的程度。

（3）椎间盘自身解剖因素的弱点

椎间盘在成人之后逐渐缺乏血液循环，修复能力差。

在上述因素作用的基础上，某种可导致椎间盘所承受压力突然升高的诱发因素，就可能使弹性较差的髓核穿过已变得不太坚韧的纤维环，从而造成髓核突出。

腰椎间盘突出症的诱发因素有：突然的负重或闪腰，是形成纤维环破裂的主要原因；腰部外伤使已退变的髓核突出；姿势不当诱发髓核突出；腹压增高时也可发生髓核突出；寒冷或潮湿可引起小血管收缩、肌肉痉挛，使椎间盘的压力增加，也可能造成退变的椎间盘破裂。

3.11.4　临床表现

（1）腰痛

腰痛是腰椎间盘突出症最早出现的症状，而且是多见的症状，发生率约91%，疼痛性质一般为钝痛、放射痛或刺痛。

（2）坐骨神经痛

腰椎间盘突出症绝大多数患者发生在腰4～腰5、腰5～骶1间隙，故容易引起坐骨神经痛。疼痛多是放射性痛，由臀部、大腿后侧、小腿外侧到跟部或足背部。

（3）腹股沟区或大腿内侧痛

高位的腰椎间盘突出症，突出的椎间盘可压迫腰1、腰2和腰3神经根，出现相应的神经根支配的腹股沟区疼痛或大腿内侧疼痛。

（4）马尾神经综合征

向正后方突出的髓核、游离的椎间盘组织可压迫马尾神经出现大小便障碍、鞍区感觉异常，多表现为急性尿潴留和排便不能自控。

（5）尾骨疼痛

腰椎间盘突出症的临床症状可出现尾骨疼痛。原因是突出的椎间盘组织移入骶管刺激腰骶神经丛。

（6）感觉障碍

起初多表现为皮肤感觉过敏，渐而出现麻木、刺痛及感觉减退。但如果马尾神经受累，则感觉障碍范围较广泛。

（7）肌力下降

出现肌力下降，腰5神经根受累时，踝及趾背伸力下降；骶1神经根受累时，趾及足跖屈力下降。

3.11.5 临床诊断

（1）中医诊断

①气滞血瘀：近期腰部有外伤史，腰腿痛剧烈，痛有定处，刺痛，腰部僵硬，俯仰活动艰难，痛处拒按，舌质暗紫，或有瘀斑，舌苔薄白或薄黄，脉沉涩或脉弦。

②寒湿阻络：腰腿部冷痛重着，转侧不利，痛有定处，虽静卧亦不减或反而加重，日轻夜重，遇寒痛增，得热则减，舌胖，苔白腻，脉弦紧，弦缓或沉紧。

③肝肾亏虚：腰腿痛缠绵日久，反复发作，乏力，不耐劳，劳则加重，卧则减轻，舌红少津，脉弦细而数或沉细无力。

（2）西医诊断

①病史：腰腿痛病史或创伤史。

②症状：数日或数月的腰痛史，或反复腰痛发作史。轻者可忍耐，重者卧床不起。休息后减轻，咳嗽、打喷嚏或用力排便时可诱发加重。在腰痛消失或减轻时出现腿痛或坐骨神经痛。腰部活动受限，可伴有保护性腰肌痉挛。多数患者有不同程度的脊柱侧弯。患肢温度下降，感觉发凉。

③体征：

一般体征：腰椎侧凸，是一种为减轻疼痛的姿势性代偿畸形；腰部活动受限；压痛、叩痛及骶棘肌痉挛压痛及叩痛的部位基本上与病变的椎间隙相一致。

特殊体征：直腿抬高在 60° 以内即可出现坐骨神经痛，称为直腿抬高试验阳性。在阳性患者中，缓慢降低患肢高度，待放射痛消失，这时再被动屈曲患侧踝关节，再次诱发放射痛称为直腿抬高加强试验阳性。

股神经牵拉试验：患者取俯卧位，患肢膝关节完全伸直。检查者将伸直的下肢高抬，使髋关节处于过伸位，当过伸到一定程度出现大腿前方股神经分布区域疼痛时，则为阳性。

另外，可有屈颈试验阳性，仰卧挺腹试验阳性。

感觉、运动和腱反射改变：腰 3 ~ 腰 4 椎间盘突出压迫腰 4 神经根时，可出现小腿前内侧皮肤麻木、伸膝无力、膝反射减弱或消失；腰 4 ~ 腰 5 椎间盘突出压迫腰 5 神经根时，可出现小腿外侧或足背皮肤麻木、趾背伸无力、腱反射无改变；腰 5 ~ 骶 1 椎间盘突出压迫骶 1 神经根时，可出现小腿及足外侧皮肤麻木，足趾跖屈乏力或不能，踝反射减弱或消失。

④辅助检查：

CR 或 DR：腰椎生理曲度消失，腰椎侧弯。部分患者可见某一或更多节段腰椎间隙前窄后宽。大多数患者伴有脊柱退行性改变。

CT：直接征象为向椎管内呈丘状突起的椎间盘阴影，或为软组织肿块影，硬膜囊受压变形或移位。继发征象，如黄韧带肥厚、椎体后缘骨质增生、小关节增生、侧隐窝狭窄椎板增厚、中央椎管狭窄等。

MRI：显示椎间盘髓核突出及硬膜囊、神经根受压情况。同时可鉴别有无马尾肿瘤、椎管狭窄等其他疾病。

⑤排除脊柱结核、肿瘤、椎管狭窄、脊柱滑脱、脊柱裂等病患。

3.11.6　新九针技术运用心得

（1）新九针组合技术一

选取针具：磁圆梅针、锋钩针、员利针、毫针。配合火罐。

操作规程：磁圆梅针中度手法叩刺腰骶部、臀部、督脉、膀胱经、阿是穴3~5遍，以皮肤发红为度。

锋钩针钩割第16、第17华佗夹脊穴，针后拔罐，留10分钟。

4~6寸员利针代秩边鸡爪刺，留针。

3寸毫针针刺双侧腰3横突点，腰4、腰5水平旁开1寸，针感到小腿或足面，留针。

随证加减：寒湿阻络加风市、腰阳关、昆仑、阿是穴，毫针针刺，用泻法；气滞血瘀加膈俞、阿是穴、三阴交，毫针针刺，用泻法；肝肾亏虚加命门、志室、太溪，毫针针刺，用补法。

操作间隔：磁圆梅针、员利针、毫针每天1次，10次为1个疗程；锋钩针1周1次，3次为1个疗程。

主治：腰椎间盘突出症。

（2）新九针组合技术二

选取针具：磁圆梅针、锋钩针、员利针、细火针。

操作规程：磁圆梅针、锋钩针、员利针操作同技术一。

细火针深疾刺腰夹脊、肾俞、腰阳关、秩边、代秩边、委中、承山、阳陵泉、悬钟、昆仑。

随证加减：同技术一。

操作间隔：磁圆梅针、毫针每天1次，10次为1个疗程；锋钩针1周1次，3次为1个疗程；细火针1周2次，5次为1个疗程。

主治：腰椎间盘突出症顽固型。

（3）治疗心得

①治疗腰椎间盘突出症应注意选择适应证，椎间盘突出程度较重或脱出者，一般保守治疗效果不佳时则应建议患者行手术治疗。

②腰椎间盘突出症以新九针疗法取效后，如配合埋线疗法可巩固疗效，减少复发。

③治疗过程中，应嘱患者避免负重和剧烈劳动，弯腰不宜过快，局部注意保暖，坚持睡硬板床，以巩固疗效。病情特别严重者必要时建议手术治疗。

④腰椎间盘突出症与腰椎小关节错乱及失稳密切相关，故治疗中应配合手法整复和推拿，疗效更佳，且应要求患者戴腰带保护腰椎，保持腰椎稳定性。

3.12 梨状肌综合征

3.12.1 概述

梨状肌综合征是引起急慢性坐骨神经痛的常见疾病。一般认为，腓总神经高位分支自梨状肌肌束间穿出或坐骨神经从梨状肌肌腹中穿出。当梨状肌受到损伤，发生充血、水肿、痉挛、粘连和挛缩时，该肌间隙或该肌上、下孔变狭窄，挤压其间穿出的神经、血管，而出现的一系列的临床症状和体征，称为梨状肌损伤综合征。

梨状肌综合征属于中医"痹证""腿痛"等范畴。

3.12.2 中医病因病机

中医学认为，外伤、慢性劳损等导致筋脉受损，气滞血瘀；或受风寒邪气，阻滞筋脉，不通则痛；肝肾不足，筋骨失养，筋脉受损而致梨状肌综合征。

3.12.3 西医病因病理

多由于大腿内旋，下蹲突然站立，或腰部前屈伸直时，一旦发生旋转，使梨状肌受到过度牵拉而致损伤。亦可见于左髋部扭闪时，髋关节急剧外旋，梨状肌猛烈收缩，引起该肌损伤。部分病例仅有过劳或夜间受凉，而产生臀疼痛，小腿外侧及后侧麻木、抽痛，或腓总神经麻痹等症状和体症，此种情况可能与坐骨神经和梨状肌解剖结构变异有关。

3.12.4 临床表现

下肢疼痛是梨状肌综合征的主要表现，以臀部为主，并可向下肢放射，严重时不能行走或行走一段距离后，疼痛剧烈，需休息片刻后才能继续行走。患者可感觉疼痛位置较深，放散时主要向同侧下肢的后面或后外侧，有的还会伴有小腿外侧麻木、会阴部不适等。疼痛严重的患者可诉说臀部呈现"刀割样"或"灼烧样"的疼痛，双腿屈曲困难，双膝跪卧，夜间睡眠困难。

3.12.5 临床诊断

（1）中医诊断

①气滞血瘀：臀痛如锥，拒按，疼痛可沿大腿后侧向足部放射，痛处固定，动则加重，夜不能眠，舌暗红，苔黄，脉弦。

②风寒湿阻：臀、腿疼痛，屈伸受限，偏寒者得寒痛增，肢体发凉，畏冷，舌淡，苔薄腻，脉沉紧。

③湿热蕴蒸：臀、腿灼痛，腿软无力，关节重着，口渴不欲饮，尿黄赤，舌质红，苔黄腻，脉滑数。

④肝肾亏虚：臀部酸痛，腿膝乏力，劳累更甚，卧则减轻。偏阳虚者面色无华，手足不温，舌质淡，脉沉细；偏阴虚者面色潮红，手足心热，舌质红，脉弦细数。

（2）西医诊断

①症状：臀部酸、胀、疼痛并沿坐骨神经走行方向放射引起大腿后面、小腿外侧疼痛，会阴部抽痛，小腿外侧和足趾麻木。严重者疼痛可呈刀割样、跳动性剧痛，影响睡眠，翻身困难，生活难以自理。多数患者有间歇性跛行，自觉患腿短缩。腹压增加时疼痛无明显加重。

②体征：强迫体位，走路跛行。腰部一般无阳性发现。臀部可触及梨状肌紧张，有明显压痛，可向足背放射。直腿抬高试验阳性及其加强试验阳性，抬高超过60°时疼痛又可减轻。

③其他：结合病史、症状、体征，无腰痛、压痛在坐骨大孔

的梨状肌处诊断梨状肌综合征。但应排除根性坐骨神经痛、腰扭伤、骶髂关节病变等。

3.12.6 新九针技术运用心得

（1）新九针组合技术

选取针具：员利针、毫针、细火针。

操作规程：4～6寸员利针行患侧代秩边鸡爪刺，代秩边及其上、左、右各1寸，垂直深刺，针尖方向朝深处，抵触梨状肌周围，并轻轻弹拨几下。针感沿病痛放射方向至足趾，留针，针后拔罐10分钟。

毫针针刺肾俞、腰阳关、环跳、殷门、阳陵泉、悬钟、昆仑，用泻法，留针。

细火针深疾刺，取穴同毫针，与毫针交替进行。

随证加减：气滞血瘀加肝俞、膈俞、血海、太冲，毫针针刺，用泻法，留针；风寒湿阻加大肠俞、关元俞，温针灸；湿热蕴蒸加大肠俞、承山、阴陵泉，毫针针刺，用泻法，留针；肝肾亏虚加肝俞、关元俞、太溪，毫针针刺，用补法，留针。

操作间隔：员利针隔日1次，3次为1个疗程；毫针每天1次，5次为1个疗程；细火针1周2次，3次为1个疗程。

（2）治疗心得

①梨状肌综合征应与腰椎间盘突出症相鉴别，二者同为坐骨神经卡压出现臀部疼痛，并伴有下肢的放射痛，极易混淆，需行影像检查以明确诊断，对症处理。

②梨状肌综合征多因受凉而发，根据坐骨神经与梨状肌的解剖关系特点，治疗应及时，勿使其产生血肿而粘连，造成慢性反复疼痛，故而在员利针、火罐治疗同时，可适当配合局部穴位封

闭治疗，可迅速痊愈。

③应用员利针治疗梨状肌综合征应严格掌握针刺手法、方向、角度及深度，得气即止，切忌反复提插捻转，以免损伤坐骨神经，尤其局部封闭时，于代秩边穴取得下肢窜麻针感后，需将针提取一二分再注药，防止坐骨神经麻痹和损伤。

④梨状肌综合征与骶髂关节损伤关系密切，发病、治疗互为因果，二者同治，疗效更佳。

⑤治疗期间应嘱患者卧床休息，保持患肢在外展外旋位，使梨状肌处于放松状态，注意局部保暖，减少机械性刺激。

3.13　股外侧皮神经炎

3.13.1　概述

股外侧皮神经炎，又名感觉异常性股痛，是由于股外侧皮神经受损而产生的大腿前外侧皮肤感觉异常及疼痛的综合征，是皮神经炎中最常见的一种。股外侧皮神经为感觉神经，通过腹股沟韧带的下方穿出，浅行于大腿前外侧。一般为慢性或亚急性发病，多见于青壮年。

股外侧皮神经炎属中医"皮痹"范畴。

3.13.2　中医病因病机

《针灸甲乙经》中有"髀痹引膝股外廉痛、不仁"的记载，颇似对股外侧皮神经炎临床表现的描述。中医学认为，股外侧皮神经炎的病机为外感风寒湿邪，致营卫不和；或外伤、受压等因素导致经络阻滞，不通则痛；肌肤失养则麻木不仁。

3.13.3　西医病因病理

股外侧皮神经系由第2～3腰神经发出，通过腰大肌外侧缘，斜过髂肌，沿骨盆经腹股沟韧带之深面，在髂前上棘以下 10 厘米处穿出阔筋膜至股部皮肤。在该神经行程中，如果由于受压、外伤或感染等某种原因影响到股外侧皮神经时，即可能发生股外侧皮神经炎，如脊椎畸形、肥大性脊椎炎、脊椎裂、腰椎骶化、椎间盘突出、腰肌炎、盆腔炎、神经梅毒、阑尾炎、妊娠、负重劳动、盆腔肿瘤、酒精中毒、腹股沟疝、带状疱疹后遗症、寒冷及潮湿等。

3.13.4　临床表现

股外侧皮神经炎的临床表现为，股前外侧（尤其是股外侧下2/3）出现皮肤感觉障碍。该处出现麻木、蚁走感、刺痛、烧灼感、发凉、出汗减少及深重感等症状，但以麻木最为多见，并常为最初出现的症状。在体力劳动后，站立或行路过久时，症状可加剧，在休息后症状可缓解。检查时可有程度不等的浅感觉减退或缺失，主要是痛、温、触觉减退或消失，而压觉存在。该部皮色正常，皮肤可呈轻度菲薄，稍干燥，毳毛减少，但无肌萎缩及运动障碍。股外侧皮神经炎通常是单侧性，少数双侧发病。

3.13.5　临床诊断

（1）中医诊断

①风湿痹阻：起病前有明显的股部受寒或坐卧湿地史，症见股外侧皮肤灼热、刺痛或蚁走感，局部皮色不变，也不影响运动功能，舌淡红，苔白腻，脉弦缓。

②外伤血瘀：多有外伤史，或股部手术创伤史，症见股外侧肌肤麻木，有蚁走感，局部疼痛或感觉缺损等，也可有肿胀和压痛，舌暗红，有瘀斑，苔薄白，脉弦涩。

③气血两虚：多为素体虚弱或久病不愈患者。症见股外侧皮肤麻木、蚁走感、痛温感与触觉迟钝或缺失，行走或站立时加重，或伴头晕，心悸，神疲困倦，腰膝酸软，舌淡，苔白，脉细弱。

（2）西医诊断

股外侧皮神经炎的诊断并不困难，主要是根据症状诊断。股外侧皮神经炎以中年男性为多见，发病过程缓慢渐进，患者自觉大腿前外侧皮肤呈针刺样疼痛，同时伴有异常感觉，如蚁走感、烧灼感、寒凉感、麻木感等。开始发病时疼痛呈间断性，逐渐变为持续性，有时疼痛可十分剧烈。衣服摩擦、站立或行走时间过长都可使感觉异常加重。查体时大腿前外侧皮肤的感觉、痛觉和温度觉减退甚至消失，有的伴有皮肤萎缩，但肌肉无萎缩，腱反射正常存在，也无运动障碍。患处组胺试验及毛果芸香碱出汗试验皆正常。慢性病程，症状时轻时重，常数月至多年不愈。

3.13.6 新九针技术运用心得

（1）新九针组合技术一

选取针具：梅花针、毫针。配合火罐。

操作规程：梅花针重度手法叩刺病变股外侧皮神经分布区，以出血为度，加游走罐。

毫针针刺肾俞、大肠俞、髀关、膝阳关，重提插，留针。病变局部围刺，斜向患区中心浅刺，温针灸。

随证加减：风湿痹阻加阴陵泉、风市，毫针针刺，用平补平泻法，留针；外伤血瘀加血海、阿是穴，毫针针刺，用泻法，留针，拔罐；气血两虚加腰阳关、梁丘、足三里，毫针针刺，用补法，留针。

操作间隔：梅花针 1 周 1 次，1 次为 1 个疗程；毫针每天 1 次，5 次为 1 个疗程。

（2）新九针组合技术二

选取针具：细火针、毫针。配合火罐。

操作规程：细火针浅疾刺病变股外侧皮神经分布区，每穴间隔 1 寸左右，针后拔罐。

毫针针刺肾俞、大肠俞、髀关、膝阳关，重提插，留针。

随证加减：同技术一。

操作间隔：细火针 1 周 2 次，2 次为 1 个疗程；毫针每天 1 次，5 次为 1 个疗程。

（3）新九针组合技术三

选取针具：锋钩针、梅花针、毫针。配合火罐。

操作规程：锋钩针钩刺髂前下棘内下方约 1 厘米处压痛点，3～5 下，针后拔罐。

梅花针重度手法叩刺病变股外侧皮神经分布区，以出血为度，加游走罐。

毫针针刺肾俞、大肠俞、髀关、膝阳关，重提插，留针。病变局部围刺，斜向患区中心浅刺，针后游走罐。

随证加减：同技术一。

操作间隔：锋钩针、梅花针 1 周 1 次，1 次为 1 个疗程；毫针每天 1 次，5 次为 1 个疗程，游走罐 1 周 1 次。

（3）治疗心得

①股外侧皮神经系纯感觉神经，发自腰丛，由腰 2、腰 3 神经根前支组成，自腰大肌外缘伸出后，在腹股沟韧带下方的 3～5 厘米处进入皮下组织，分布于股外侧皮肤。股外侧皮神经炎的治

疗应针对原发病及早治疗，如治疗糖尿病、动脉硬化、中毒等，肥胖者减肥，嗜酒者戒酒，尤其是腹股沟韧带处有诱发激发点者，局部封闭效果较好。

②股外侧皮神经炎病位较浅，所以针刺治疗时，宜多针浅刺。

③细火针散刺法应注意针刺以浅刺为法，过深恐造成不必要的损伤。

3.14 踝关节扭伤

3.14.1 概述

因各种外伤引起足的过度内翻或外翻而致踝关节周围韧带损伤者称为踝关节扭伤，临床上一般分为内翻扭伤和外翻扭伤两大类，其中内翻扭伤多见。可发生于任何年龄，以青壮年居多。主要表现为伤后踝部即觉疼痛，跛行或不能着地步行，伤处肿胀、压痛，甚至出现瘀斑。

急性踝关节扭伤若治疗不及时，伤后养护不当，则有可能出现后遗疼痛，包括足痛（跗骨窦内软组织的损伤）和踝痛（距骨痛），临床以前者多见。

3.14.2 中医病因病机

中医学认为，踝关节扭伤多因踝部用力过度、跌扑闪挫导致局部气滞血瘀，不通则痛，不通则水液、血液留滞，而成肿胀。日久则局部经脉失于濡养，困痛不适，劳累加重。

3.14.3 西医病因病理

急性踝关节扭伤损伤多因踝关节受到暴力，如过度扭转、侧弯，而致踝关节周围软组织挫伤，关节囊及韧带撕裂损伤。踝关节损伤后遗痛则因急性损伤治疗未愈，日久迁延，致使踝关节周围软组织陈旧性损伤，反复发病。

3.14.4　临床表现

急性踝关节损伤多有典型的外伤史，以足内翻所致的踝关节外侧韧带扭伤常见，局部压痛、肿胀，重者行走艰难，需经他人搀扶方可行走，常蹬空、跛行，足内翻、跖屈时疼痛加重，X线摄片可除外骨折。此外，常有外踝前下方隆起的现象，为距骨错骨缝之表现。

踝关节损伤后遗痛则为损伤两个月以上，踝关节周围酸痛不适，伴或不伴局部肿胀，久站、久行加重，或反复发生踝关节扭伤。

3.14.5　临床诊断

（1）中医诊断

①气滞血瘀：受伤后踝部立即出现肿胀疼痛，不能走路或尚可勉强走路，伤后两三天出现瘀斑。内翻扭伤时，在外踝前下方肿胀，压痛明显，若将足部做内翻动作时，则外踝前下方出现剧痛；外翻扭伤时，在内踝前下方肿胀、压痛明显，若将足部做外翻动作时，则内踝前下方发生剧痛。舌淡，苔薄白，脉弦涩。

②气虚血瘀：急性踝关节损伤迁延不愈，踝关节周围酸痛不适，伴或不伴局部肿胀，久站、久行加重，或踝关节乏力，反复发生扭伤。舌淡，苔薄白，脉细涩。

（2）西医诊断

①急性踝关节扭伤：有明确踝关节外伤史。踝关节肿胀疼

痛，活动受限，损伤部位压痛明显。X线摄片检查阴性。

②踝关节扭伤后遗痛：踝部有扭伤或劳损史。外踝前下方凹陷处酸痛不适，无力，或明显疼痛，可向足趾放射，呈间歇性发作。行走、内翻时加重，偶有跛行。症状时轻时重，反复发作，经久不愈。劳累及受凉后加重。外踝尖下压痛，局部偶有水肿，足内翻位时疼痛明显。X线摄片阴性。或有跟距关节骨性关节炎，或有强迫内、外翻位，偶有半脱位表现。

3.14.6　新九针技术运用心得

（1）新九针组合技术一

选取针具：细火针。

操作规程：足内翻扭伤，细火针深疾刺患侧丘墟穴；足外翻扭伤，细火针浅疾刺患侧照海穴、患侧踝关节周围阿是穴。

操作间隔：细火针1周2次，3次为1个疗程。

主治：急性踝关节扭伤。

（2）新九针组合技术二

选取针具：细火针、毫针。

操作规程：细火针深疾刺患侧丘墟穴，浅疾刺患侧昆仑、解溪、申脉、照海、太溪。

毫针温针灸，取穴同细火针，交替进行。

操作间隔：毫针每天1次，5次为1个疗程；细火针1周2次，3次为1个疗程。

主治：慢性踝关节扭伤。

（3）治疗心得

①急性踝关节扭伤一定要进行影像学等检查，排除骨折与韧带断裂，如有上述情况则需到骨科就诊。

②急性踝关节扭伤治疗需配合局部制动，可以用护踝固定，1个月内避免局部受力。

③细火针治疗急性踝关节扭伤应越早越好，越早解除踝关节周围软组织的水肿渗出，就越不容易引发后遗痛。

④急性踝关节扭伤失治致使迁延不愈，形成慢性反复肿痛，应配合踝关节周围韧带的功能锻炼，增强踝关节稳定性，并以护踝保护，以减少扭伤反复出现。也可经常行踝部热敷或熏洗，改善局部循环，减轻症状。

⑤细火针治疗后要注意针眼护理，因外伤肿胀，针眼时有组织液渗出，每天用碘伏消毒针眼，一般要在针眼不再渗出组织液3天后方可着水。

3.15　足跟痛

3.15.1　概述

足跟痛即跟痛症，是指跟骨下面、后面的疼痛性症状，主要包括跖筋膜炎、跖骨融合、跟下脂肪垫不全、根管综合征及跟部滑囊炎等疾病。因此，跟痛症不是单独一个疾病，它是指各种足跟疾病所引起单独一种症状，由跟骨本身及其周围软组织疾患所产生。

足跟痛属中医"足跟痹"范畴。

3.15.2　中医病因病机

足跟位于人体底部，赖气血的周流不息而不断得到温煦和濡养，如劳累过度、外伤、劳损，导致筋骨气血失和；或外感风寒湿邪，足跟部气血循行不畅，气血阻滞，不通则痛；或肝肾亏虚，无以充骨生髓，筋脉失养，导致本病。

3.15.3 西医病因病理

跟痛症的病因很多，但是，目前多认为跟骨内高压和跟骨内静脉瘀滞是引起足跟痛的主要原因，因为跟骨主要由海绵样松质骨构成，髓腔内静脉窦很大，且跟骨位于身体的最低处，长期站立负重，使跟骨内静脉回流障碍，导致瘀血或充血，从而产生跟骨疼痛症状。

3.15.4 临床表现

患者多在中年以上，有急性或慢性足跟部损伤史。站立或走路时足跟及足底疼痛，不敢着地。疼痛可向前扩散到前脚掌，运动及行走后疼痛加重，休息减轻。

检查可见，足跟部微肿，压痛明显。根据压痛点可以确定病变部位：跖筋膜炎和跟骨骨刺压痛点在跟骨结节前方；脂肪垫损伤与跟骨下滑囊炎的压痛点在足跟中部或稍偏内侧。踝背伸抗阻时，部分患者跟底部疼痛加重。

X 线摄片，早期为阴性，晚期可见跟底骨膜增厚或跟骨结节前方骨刺，骨刺与跖筋膜方向一致。也有的患者虽有骨刺形成，但却无临床症状。

3.15.5 临床诊断

（1）中医诊断

①肾气亏虚：足跟内侧钝痛，行走时疼痛加重，或伴腰膝酸软无力，或耳鸣，舌质淡，舌边有瘀点，苔薄白，脉沉细涩。

②气血瘀滞：足跟部刺痛，痛处固定，晨起足跟着地时疼痛明显，行走后可轻度缓解，再休息后可明显减轻或完全缓解，患

侧踝关节周围常可见瘀斑，舌质暗或有瘀点，脉弦涩。

③寒湿痹阻：足跟部酸痛，痛处弥漫，休息或足部受凉后疼痛明显，适当活动或足部保暖后可缓解，伴肢冷，纳差，乏力，舌质淡胖，苔白腻，脉弦滑。

（2）西医诊断

①跖筋膜炎：

症状：中老年多发，起病缓慢。足跟下针刺样疼痛，向前反射，清晨不敢下地行走，活动片刻有所缓解，但走路多疼痛又加重。

体征：扁平足多见，跟骨前内侧区有深在的明显压痛点。如有骨刺，可触及硬性肿物且有压痛。

②跟下脂肪垫不全（功能缺损）：

症状：跟骨脂肪垫功能缺损后，经常感到脚下硌伤而疼痛，疼痛范围较广，急性跟骨下脂肪垫撞击破损时，突然足跟下失去压缩感。

体征：触诊跟骨下有空虚感，压痛范围较广。

③根管综合征：

症状：夜间和站立时疼痛明显。跖神经损伤时，从踝至足跖和大趾疼痛，胫神经跟内侧支受损，足跟和足跖内侧痛。

体征：足跟内侧区压痛，叩击受损神经远端，其支配区皮肤感觉异常。

④跟部滑囊炎：

症状：一侧跟腱抵止点疼痛较多见，行走、站立和剧烈活动后疼痛加剧。

体征：跟腱附着处压痛，可触及肿物或有摩擦感。

3.15.6 新九针技术运用心得

（1）新九针组合技术一

选取针具：磁圆梅针、毫针。

操作规程：磁圆梅针中度手法叩刺足少阴肾经、足太阳膀胱经膝以下循行线，足跟3～5遍，重点叩刺太溪、悬钟、阿是穴，以潮红为度。

毫针按同经相应取穴法取健侧大陵、小天心（大陵前5分）、后溪，并嘱患者走动，以疼痛缓解为度。

随证加减：肾气亏虚加肾俞、命门、关元、气海，毫针针刺，用补法，留针，可加灸；气血瘀滞加膈俞、血海、太冲，毫针针刺，用泻法，留针；寒湿痹阻加阴陵泉、足三里，毫针针刺，用平补平泻法，留针。

操作间隔：磁圆梅针、毫针每天1次，5次为1个疗程。

主治：足跟痛未见跟骨骨刺者。

（2）新九针组合技术二

选取针具：磁圆梅针、锋钩针。

操作规程：磁圆梅针中度手法叩刺足少阴肾经、足太阳膀胱经膝以下循行线，足跟3～5遍，重点叩刺太溪、悬钟、阿是穴，以潮红为度。

锋钩针取足跟疼痛敏感点。局部麻醉后，钩割推刮3～5下，出针后按压针孔，创可贴贴敷。

随证加减：同技术一。

操作间隔：磁圆梅针每天1次，5次为1个疗程。锋钩针1周1次，1次为1个疗程。

主治：足跟痛有跟骨骨刺者。

（3）治疗心得

①引起足跟疼痛的原因除跟骨骨刺、肾气亏虚外，尚有风湿类疾病（如风湿性关节炎、强直性脊柱炎）所致，故而治疗时需完善检查，明确诊断，方能有的放矢，取得好的疗效。

②足跟部较敏感，应注意操作方法以患者承受为度，锋钩针治疗时必须先局部封闭治疗，但一般只行1次封闭且激素需适量，防止局部肌肉萎缩。

③肾气亏虚型足跟痛可配合口服六味地黄丸或六味地黄汤加减，疗效更佳。

④双侧跟痛症患者，可先进行一侧治疗，之后有的患者另侧可不治自愈。若另侧仍痛者，1周后再行另侧治疗，方案同上。

⑤平素可指导患者温水泡脚，足跟部厚软垫保护，以减轻局部摩擦、损伤。经常做脚底蹬踏动作，增强跖腱膜的张力，加强其抗劳损的能力，减轻局部炎症。

4. 五官科疾病

4.1 特发性突发性耳聋

4.1.1 概述

特发性突发性耳聋，简称突发性聋或突聋，是指突然发生的、原因不明的感音神经性听力损失。主要临床表现为单侧听力下降，可伴有耳鸣、耳堵塞感、眩晕、恶心、呕吐等。性别、左右侧发病率无明显差异。随年龄增加发病率亦增加，患病时年龄在 40 岁及以上者占 3/4。

4.1.2 中医病因病机

中医学认为，因外感风热或内伤情志、饮食，致痰湿内生，气郁化火，循经上扰、蒙蔽清窍所致。

内因多由恼怒、惊恐，肝胆风火上逆，以致少阳经气闭阻；外因多由风邪侵袭，壅遏清窍，亦有因突然暴响震伤耳窍引起者。

4.1.3 西医病因病理

很多致病因素都可能导致突发性聋，目前获得广泛认可的主要有病毒感染学说、循环障碍学说、自身免疫学说及膜迷路破裂学说等。

（1）病毒感染学说

突发性聋的病因可能为病毒引起的急性耳蜗炎或急性耳蜗前庭迷路炎。很多患者在发病前有上感病史，儿童突发性聋多发生在冬春季上呼吸道感染及腮腺炎流行的季节，且听力损失较为严重，发病前常有感冒或流行性腮腺炎接触史或患病史。

（2）循环障碍学说

目前，人们普遍认为内耳供血障碍是突发性聋的主要病因，患者的听力损失程度与耳蜗血流速度、血流量和血管横截面积有关。

（3）自身免疫学说

自身免疫学说是突发性聋较新的致病机理。流行病学研究提示，一些自身免疫性疾病如 Cogan 氏综合征、颞骨动脉炎、系统性红斑狼疮、结节性多动脉炎等均与突发性聋有关。研究表明，内耳膜迷路具有免疫应答、免疫防御和免疫调节能力，在某些病理情况下，内耳组织可成为自身抗原激发自身免疫反应，引起内耳组织和功能的破坏，进而出现听力下降。

（4）膜破裂学说

膜破裂是指内耳的圆窗膜或前庭膜破裂，合并蜗管膜破裂。研究发现，患者内耳解剖可能有某些缺陷，导致患者在颅脑损伤、用力咳嗽、呕吐或喷嚏，以及气压伤的高飞、潜水及游泳等情况下出现窗膜破裂，导致突发性聋。

（5）其他学说

突发性聋的发病机制还有代谢障碍、内耳水肿、过敏、血管纹功能紊乱等学说，尚有待进一步研究证实。临床上，多数患者无明显发病原因，一些有较明显的劳累、情绪激动、精神紧张及感冒病史，这些因素可能与发病有一定关系。

4.1.4 临床表现

（1）耳聋

多为单侧耳聋，发病前多无先兆，少数患者则先有轻度感冒、疲劳或情绪激动史。耳聋发生突然，患者的听力一般在数分钟或数小时内下降至最低点，少数患者可在3天内听力损失方达到最低点。

（2）耳鸣

可为始发症状，大多数患者可于耳聋时出现耳鸣，但耳鸣也可发生于耳聋之后。经治疗后，多数患者听力可以提高，但耳鸣可长期存在。

（3）眩晕

一部分患者可伴有不同程度的眩晕，多为旋转性眩晕，伴恶心、呕吐。可与耳聋同时出现，或于耳聋发生前后出现。

（4）其他

少数患者可有耳闷堵感、压迫感或麻木感。

4.1.5 临床诊断

（1）中医诊断

①风邪外袭：开始多有感冒症状，继之卒然耳鸣、耳聋、耳闷胀，伴头痛，恶风，发热，口干，舌质红，苔薄白或薄黄，脉浮数。

②肝胆火盛：耳鸣、耳聋每于郁怒之后突发或加重，耳胀痛，伴头痛，面赤，口苦咽干，心烦易怒，大便秘结，舌红，苔黄，脉弦数。

③痰火郁结：耳鸣如蝉，闭塞如聋，伴头晕目眩，胸闷痰多，舌红，苔黄腻，脉弦滑。

（2）西医诊断

根据临床症状、查体与听力学检查的结果，除其他疾病引起的听力下降后，可做出临床诊断。症状表现为突然耳聋，伴或不伴耳鸣、眩晕，少数患者有耳闷堵感。鼓膜检查未见明显病变。音叉试验提示感音神经性聋。影像学检查，如颞骨 CT、内听道 MRI 提示，内听道及颅脑无明显器质性病变。

4.1.6　新九针技术运用心得

（1）新九针组合技术

选取针具：梅花针、磁圆梅针、锋钩针、毫针。

操作规程：梅花针中度手法叩刺头部三阳经 3~5 遍。

磁圆梅针轻中度手法叩刺风池、完骨、翳风、耳门、听宫、听会、下关穴，每穴 10~20 下。

锋钩针钩刺患侧风池、完骨。

毫针针刺百会、四神聪，双侧风池、合谷，患侧完骨，率谷透耳和髎，耳门透听宫、听会，翳风，得气后留针 20 分钟。

随证加减：肝胆火盛加毫针刺丘墟、太冲，用泻法；痰火郁结加侠溪、液门，毫针针刺，用泻法；风热外袭加风池、外关，毫针针刺，用泻法。

操作间隔：梅花针、磁圆梅针、毫针每天 1 次，10~15 次为 1 个疗程；锋钩针 1 周 1 次，3 次为 1 疗程。

（2）治疗心得

①引起耳鸣、耳聋的原因十分复杂，在治疗中应明确诊断，配合原发病的治疗。暴聋实证居多，治疗多以泻实为主，临床多

采用中西医结合、针药并举治疗，针灸同时可以静脉滴注前列地尔注射液，对症口服龙胆泻肝汤等。

②很多耳聋、耳鸣的发生与枕、寰、枢复合体紊乱有关，如果经颈椎 X 摄片检查确诊，可配合手法整复以提高疗效。

③生活规律和精神调节对耳聋、耳鸣患者的健康具有重要意义。平素应避免劳倦，节制房事，调适情绪，保持耳道清洁，忌食辛辣燥火、肥甘厚味之品及烟酒，注重锻炼身体，增强体质，预防感冒。患上呼吸道感染时，要积极治疗，以免并发本病。

4.2 鼻窦炎

4.2.1 概述

上颌窦、筛窦、额窦和蝶窦的黏膜发炎统称为鼻窦炎，是一种常见病，以鼻流浊涕，如泉下漏，量多不止为特征。可分为急性和慢性两类。急性化脓性鼻窦炎多继发于急性鼻炎，以鼻塞、多脓涕、头痛为主要特征；慢性化脓性鼻窦炎常继发于急性化脓性鼻窦炎，以多脓涕为主要表现，可伴有轻重不一的鼻塞、头痛及嗅觉障碍。

鼻窦炎属中医"伤风鼻塞""鼻渊"范畴。

4.2.2 中医病因病机

中医学认为，鼻为肺之外窍，因此鼻渊的发生与肺经受邪有关。每因风寒袭肺，蕴而化热，或感受风热，乃至肺气失宣，客邪上干清窍而致鼻塞流涕。风邪解后，郁热未清，酿为浊液，壅于鼻窍，化为脓涕，迁延而发鼻渊。

4.2.3 西医病因病理

鼻窦炎的罹患因素包括患者的体质、环境因素、病菌的毒力，还与患者遗传特质和鼻腔鼻窦的解剖结构异常有关，变应性因素也是重要原因之一。急性鼻窦炎多由上呼吸道感染引起，细菌与病毒感染可同时并发。常见致病菌为肺炎链球菌、溶血性链球菌和葡萄球菌等多种化脓性球菌，其次为流感嗜血杆菌、卡他莫拉菌属，后者常见于儿童。其他的致病菌还有链球菌类、厌氧菌和金黄色葡萄球菌等。由牙病引起者多属厌氧菌感染，脓液常带恶臭。真菌及过敏也有可能是致病因素。慢性鼻窦炎常由急性鼻窦炎迁延不愈或反复发作而致。

4.2.4　临床表现

急性鼻窦炎以鼻塞、脓涕、局部疼痛和头痛，以及全身症状（如畏寒发热、周身不适、精神不振、食欲减退等）为主要表现，儿童发热较高，严重者可发生抽搐、呕吐和腹泻等全身症状。慢性鼻窦炎以鼻塞、慢性钝性头痛、记忆力减退等为主要表现。

4.2.5　临床诊断

（1）中医诊断

①肺经风热：鼻塞，流黄脓涕，头痛，兼有发热、出汗、咳嗽、痰多等症状。

②胆府郁热：鼻流黄脓涕，量多，有腥臭味，鼻塞，嗅觉减退，兼有头痛剧烈、心烦易怒、口苦咽干、小便黄等症状。

③脾胃湿热：鼻塞重而持续，流黄脓涕，量多，嗅觉减退，头昏，头胀重，兼有身体倦怠、胸部及上腹部胀满、食不知味、小便黄等症状。

④肺气虚寒：鼻塞或轻或重，鼻涕黏白，稍遇风冷则鼻塞加重，鼻涕增多，时有喷嚏，嗅觉减退，头昏，头胀，兼有气短乏

力、语声低微、面色苍白、自汗、畏风寒、咳嗽痰多等症状。

⑤脾气虚弱：鼻塞较重，鼻涕黏白或稠黄，量多，嗅觉减退，头昏重或头闷胀，兼有食不知味、腹胀、大便不成形、困倦乏力、面色萎黄等症状。

（2）西医诊断

①急性鼻窦炎：多继发于急性鼻炎、急性传染病等。鼻塞显著，流黏脓涕，头痛和局部疼痛。局部皮肤红肿及压痛，窦口处黏膜充血肿胀，鼻腔内分泌物多，可见中鼻道、上鼻道有脓液流出。上颌窦炎症见患侧面颊、额、颞部及牙痛，晨起轻，午后重，面颊尖牙窝处有压痛。额窦炎症见前额部周期性疼痛，自清晨逐渐加重，午后减轻，夜间消失，眶内上角有压痛，额窦前壁有叩痛。筛窦炎症见眼内眦或鼻根部疼痛，有时放射至头顶部，前组筛窦炎疼痛晨起重、午后轻，后组则晨起轻、午后重。蝶窦炎症头颅深部疼痛，晨起轻、午后重。X线摄片显示，患侧鼻窦混浊，黏膜增厚，上颌窦炎可见液平面。

②慢性鼻窦炎：多因急性鼻窦炎未彻底治愈或反复发作形成。有慢性全身中毒症状，如头昏、记忆力减退、精神不振等。涕多，自前鼻孔流出或流入鼻咽部，鼻塞轻重不一，嗅觉障碍，头钝痛或闷痛，前组鼻窦炎多为前额痛，后组多为枕部痛。鼻黏膜肿胀或肥厚，中鼻甲肥大或呈息肉样变。前组中鼻道有脓，后组嗅裂有脓。必要时可行体位引流法以助诊断。透照法、X线摄片、鼻窦CT、上颌窦穿刺冲洗均有助于诊断。

4.2.6　新九针技术运用心得

（1）新九针组合技术一

选取针具：锋钩针、毫针。

针法操作：锋钩针取通天、印堂、迎香钩刺出血，每穴钩割3~5下。

毫针取风池、合谷、列缺、上星、通天，用平补平泻法。

随证加减：肺经风热加大椎、曲池、风门，毫针针刺，用泻法；胆府郁热加阳陵泉、太冲，毫针针刺，用泻法；脾胃湿热加阴陵泉，毫针针刺，用泻法，足三里用平补平泻法。

操作间隔：锋钩针1周2次，2次为1个疗程；毫针每天1次，5次为1个疗程。

主治：急性鼻窦炎。

（1）新九针组合技术二

选取针具：梅花针、磁圆梅针、锋钩针、毫针。

操作规程：梅花针中、重度手法刺叩击头部足太阳膀胱经3~5遍及沿鼻两侧各叩刺2~3遍。

磁圆梅针中度手法叩击督脉、手太阴肺经3~5遍，以皮肤微红为度。

锋钩针取通天、印堂、迎香钩刺出血，每穴钩割3~5下。

毫针取风池、太阳、合谷、列缺、上星、通天，用平补平泻法。

随证加减：肺气虚寒加肺俞、尺泽，毫针针刺，用平补平泻法；脾气虚弱加至阳、足三里，毫针针刺，用补法。上述两证型皆可加迎香、印堂艾灸。

操作间隔：梅花针、磁圆梅针、毫针每日1次，10次为1个疗程；锋钩针1周1次，3次为1个疗程。

主治：慢性鼻窦炎。

（3）治疗心得

①本病多因感冒引起，故而平素应积极预防感冒，如不慎感冒应及时用药治疗，口服感冒药物同时可配合口服霍胆丸、鼻炎片等治疗，防止迁延不愈转为慢性。

②牙源性上颌窦炎继发鼻窦炎者要注意原发病的治疗。

③慢性反复发作者，必须配合专科影像检查，排除肿瘤。

④除治疗外，要嘱咐患者清洁鼻腔，去除积留鼻涕，保持鼻道通畅，养成盐水漱口，早晚刷牙的习惯，保持鼻咽、口腔卫生。

4.3 过敏性鼻炎

4.3.1 概述

过敏性鼻炎属于变态反应性疾病，又称鼻敏感，是一种成因很复杂的上呼吸道疾病。过敏性鼻炎的发病是由于患病肌体对自然界中的某种物质发生过敏反应引起的，临床以突发性鼻痒、喷嚏、流涕清稀量多、鼻塞为主症，以起病急、消失快、常反复发作、病程长为特点。

过敏性鼻炎属中医"鼻鼽"范畴。

4.3.2 中医病因病机

中医认为，过敏性鼻炎由于肺气虚弱，卫表不固，复感风寒或风热之邪，犯及鼻窍，邪正相搏，肺气不得通调，津液停聚，上客鼻窍，鼻窍壅塞，遂致此病；或烟尘、异味、花粉等刺激，致营卫失和，腠理郁闭，上客鼻窍，致其壅塞而发病；或脾气虚弱，或肾虚摄纳无权，而致卫表不固，肺气不宣，津液停聚，鼻窍壅塞而发病。故鼻鼽的病变在肺，但其病理变化与脾、肾有一定关系。

4.3.3　西医病因病理

变应性鼻炎是一种由基因与环境互相作用而诱发的多因素疾病。变应性鼻炎的危险因素可能存在于所有年龄段。

①遗传因素：鼻炎患者具有特应性体质，通常显示出家族聚集性，已有研究发现某些基因与变应性鼻炎相关联。

②变应原暴露：变应原多来源于动物、植物、昆虫、真菌或职业性物质，其成分是蛋白质或糖蛋白，极少数是多聚糖。变应原主要分为吸入性变应原和食物性变应原。吸入性变应原是变应性鼻炎的主要原因。常见的有螨、花粉、动物皮屑、真菌变应原、蟑螂变应原、食物变应原等诱导特异性 IgE，附着于肥大细胞、嗜碱性粒细胞的细胞膜上，使鼻黏膜致敏。当相同的变应原再次进入肌体时，变应原即与介质细胞膜表面的 IgE 发生桥连，并激发细胞膜产生一系列生化变化，使之脱颗粒，释放大量生物活性介质，导致鼻黏膜毛细血管扩张，通透性增高，组织水肿，腺体分泌增加，嗜酸性粒细胞聚集，感觉神经末梢敏感性增强，从而产生鼻痒、喷嚏、流清涕、鼻塞、鼻黏膜苍白水肿等症状。

4.3.4　临床表现

变应性鼻炎的典型症状主要是阵发性喷嚏、清水样鼻涕、鼻塞和鼻痒。部分伴有嗅觉减退。

（1）喷嚏

每天数次阵发性发作，每次多于 3 个，多在晨起或者夜晚或接触过敏原后立刻发作。

（2）清涕

大量清水样鼻涕，有时可不自觉从鼻孔滴下。

（3）鼻塞

间歇或持续，单侧或双侧，轻重程度不一。

（4）鼻痒

大多数患者鼻内发痒，花粉症患者可伴眼痒、耳痒和咽痒。

4.3.5　临床诊断

（1）中医诊断

①肺经郁热：多见于鼻鼽初起或禀质过敏者。患者遇热气或食辛热的食物时，鼻胀塞、酸痒不适，喷嚏频作，鼻流清涕，鼻下甲肿胀、色红或紫暗，或见咳嗽咽痒，口干烦热。脉弦或弦滑，舌质红，苔白。

②肺气虚寒：鼻窍奇痒，喷嚏连连，继则流大量清涕，鼻塞不通，嗅觉减退。病者平素恶风怕冷，易感冒，每遇风冷则易发作，反复不愈。全身症见倦怠懒言，气短音低，或有自汗，面色发白。舌质淡红，苔薄白，脉虚弱。

③脾气虚弱：鼻塞鼻胀较重，鼻涕清稀或黏白，淋漓而下，嗅觉迟钝。双下鼻甲黏膜肿胀较甚，苍白或灰暗，或呈息肉样变。患病日久，反复发作，平素常感头重头昏，神昏气短，怯寒，四肢困倦，胃纳欠佳，大便或溏。舌质淡或淡胖，舌边或有齿印，苔白，脉濡弱。

④肾阳亏虚：鼻鼽多为长年性，鼻痒不适，喷嚏连连，时间较长，清涕难敛，早晚较甚，鼻甲黏膜苍白水肿。患者平素颇畏风冷，甚则枕后、颈项、肩背亦觉寒冷，四肢不温，面色淡白，

精神不振。或见腰膝酸软，遗精早泄，小便清长，夜尿多。舌质淡，脉沉细弱。

（2）西医诊断

喷嚏、清水样涕、鼻塞、鼻痒等症状出现两项及两项以上，每天症状持续或累计在 1 小时以上。可伴有眼痒、结膜充血等眼部症状。

体征常见鼻黏膜苍白、水肿或有息肉，总鼻道及鼻底可见水样分泌物。

变应原皮肤点刺试验阳性，和/或血清特异性 IgE 阳性，必要时可行鼻激发试验。

鼻分泌物检查含多数嗜酸性细胞。

4.3.6 新九针技术运用心得

（1）新九针组合技术

选取针具：梅花针、锋钩针、毫针。

操作规程：梅花针中度手法叩刺头部、颈背部督脉、华佗夹脊穴、足太阳膀胱经穴。

毫针取新吾穴 3 寸长针透刺，取神庭透上星，风池，迎香，印堂向鼻根透刺，前顶双针斜向下对刺，鱼际、合谷、至阴，留针 30 分钟。

锋钩针取通天、印堂、迎香穴钩刺出血，每穴钩割 3～5 下。

随证加减：肺经郁热加大椎、风门、鱼际，毫针针刺，用泻法；肺气虚寒加肺俞、尺泽、太渊，毫针针刺，用平补平泻法；脾气虚弱加脾俞、足三里、关元，毫针加灸；肾阳亏虚加肾俞、命门、关元，毫针加灸。

操作间隔：梅花针、毫针每天 1 次，10 次为 1 个疗程；锋钩针 1 周 1 次，3~5 次为 1 个疗程。

（2）治疗心得

①过敏性鼻炎多因肺脾气虚，风寒侵袭而发，治疗时除针灸局部治疗外，尚需配合口服中药补脾益肺，则效更佳。

②新吾穴是原首都医科大学北京同仁医院李新吾主任医师在 20 世纪 60 年代发现此穴。该穴位于颧骨弓的下沿与冠突之间的缝隙，相当于颞骨颧突和颧骨颞突缝线部位稍显膨大处，其深处为蝶腭神经节，此神经节由交感和副交感神经纤维支配，交感神经有使血管收缩的功能，能使鼻黏膜及海绵体内血流量变小，腺体分泌物减少，而副交感神经则有扩张血管功能，能使海绵体内过分充血，鼻黏膜膨大，腺体分泌物大量增加，有效改善局部循环，减轻炎症反应。操作时，针尖向对侧太阳穴方向透刺，必须手法轻柔，遇到强阻力感时退针调整方向，深入到一定程度时会有手下落空感，不宜再深刺。此穴易出血，出针后需按压针眼 3 分钟以上。

③顽固患者可用埋线疗法，配合局部穴位封闭，首次取大椎，风门透肺俞，以及肾俞、合谷、足三里、迎香、印堂，20~25 天 1 次。

④嘱咐患者避免接触过敏原，出门佩戴口罩。平素可以生理性海水喷鼻剂清洗鼻腔，缓解鼻敏感。

4.4 慢性咽炎

4.4.1 概述

慢性咽炎是咽部黏膜、淋巴组织及腺体的一种慢性炎症。多由于急性咽炎的反复发作、烟酒过度、鼻腔分泌物倒流，以及鼻腔阻塞而长期用口呼吸等因素所引起。弥漫性咽部炎症常为上呼吸道慢性炎症的一部分；局限性咽部炎症则多为咽淋巴组织炎症。慢性咽炎为常见病，病程长，症状容易反复发作。

慢性咽炎属中医"喉痹""梅核气"范畴。

4.4.2　中医病因病机

中医学认为，慢性咽炎多由风热火毒侵袭咽喉，或肺胃积热循经上扰，风火热毒蕴结于咽喉；或体虚、劳累、久病而致肺肾两虚，虚火上炎，灼于喉部而致。常因外感风热或食辛辣香燥之品而诱发。病位在咽喉，涉及肺、胃、肝、肾等脏腑。

4.4.3　西医病因病理

急性咽炎的反复发作是导致慢性咽炎的主要原因。

咽部邻近的上呼吸道病变，如鼻腔、鼻窦、鼻咽部的慢性炎症，慢性扁桃体炎的慢性炎症及口腔炎症可蔓延扩散导致慢性咽炎。

温度及湿度的变化、空气质量差、烟酒刺激、辛辣刺激性食物、粉尘、有害气体、放射性照射也是导致慢性咽炎的原因。

职业因素（长期大量用声者，如教师、歌唱者）及易感体质因素亦可引起本病。

全身因素，如贫血、消化不良、胃食道反流、心脏病（因血液循环障碍影响咽部静脉回流造成咽部局部瘀血）、慢性支气管炎、支气管哮喘、风湿病、肝肾疾病等，也可引发慢性咽炎。内分泌紊乱、自主神经失调、臭鼻杆菌及类白喉杆菌的感染、维生素缺乏、免疫功能紊乱等均与萎缩性及干燥性咽炎相关。

过敏因素，如吸入性过敏原（包括季节性与常年性过敏原）、药物、工作环境中的化学刺激物及食物过敏原等，都可以引起变应性咽炎。

4.4.4 临床表现

咽部有不适感、异物感，咽部分泌物不易咯出，咽部有瘙痒感、烧灼感、干燥感或刺激感，还可有微痛感。由于咽后壁通常因咽部慢性炎症造成较黏稠分泌物黏附，以及由于鼻、鼻窦、鼻咽部病变造成夜间张口呼吸，常在晨起时出现刺激性咳嗽及恶心。由于咽部异物感可表现为频繁吞咽。咽部分泌物少且不易咳出者常表现为习惯性的干咳及清嗓子咯痰动作，若用力咳嗽或清嗓子可引起咽部黏膜出血，造成分泌物中带血。

4.4.5 临床诊断

（1）中医诊断

①肺肾阴虚：咽部干燥，灼热疼痛不适，午后较重，或咽部异物感，干咳痰少而稠，或痰中带血，午后潮热，盗汗颧红，手足心热，舌红少津，脉细数。

②脾胃虚弱：咽喉梗阻不利或有痰黏着感，咽燥微痛，口干而不欲饮或喜热饮，易恶心作呕，或时有呃逆泛酸，若受凉、疲倦、多言则症状加重，平素容易感冒，倦怠乏力，短气懒言，动则汗出，胃纳欠佳，或腹胀，大便不调，舌质淡红，舌边有齿印，苔薄白，脉细弱。

③脾肾阳虚：咽部异物感，梗阻不利，痰涎稀白，面色苍白，形寒肢冷，腰膝冷痛，腹胀纳呆，下利清谷，舌质淡嫩，舌体胖，苔白，脉沉细弱。

④痰凝血瘀：咽部有异物感、痰黏着感、焮热感，或咽微

痛，痰黏难咳，咽干不欲饮，易恶心呕吐，胸闷不适，舌质暗红，或有瘀斑、瘀点，苔白或微黄，脉弦滑。

（2）西医诊断

常有急性咽炎反复发作史，或因鼻病长期张口呼吸及烟酒过度、环境空气干燥、粉尘和刺激性气体污染等。

咽部不适，或疼，或痒，或有干燥感、灼热感、烟熏感、异物感等；刺激性咳嗽，晨起用力可咳出分泌物，甚或作呕。病程两个月以上，常因受凉、感冒、疲劳、多言等原因致症状加重。

咽部有慢性充血加重，呈暗红色，或树枝状充血；咽后壁淋巴滤泡增生，或咽侧索肿大；咽黏膜增生肥厚，或干燥、萎缩、变薄，有分泌物附着。

4.4.6　新九针技术运用心得

（1）新九针组合技术一

选取针具：锋钩针、三棱针、毫针。

操作规程：锋钩针咽部挑刺出血。

三棱针双少商、商阳点刺放血。

毫针针刺大椎、曲池、合谷、鱼际，用泻法；照海、太溪，采用补法。

随证加减：慢性咽炎急性发作，伴有风寒表证配风池、风门、合谷；伴有风热表证配大椎、曲池、尺泽，毫针针刺。

操作间隔：锋钩针、三棱针1周1～2次，1次为1个疗程。毫针每天1次，3次为1个疗程。

主治：慢性咽炎急性发作。

（2）新九针组合技术二

选取针具：梅花针、火锟针、锋钩针、毫针。

操作规程：梅花针中度手法叩刺督脉（颈段、胸段）、夹脊（胸段）、任脉（胸部）5~7 遍，以微出血为度。

以 1% 丁卡因或 2% 利多卡因局部浸润麻醉后用火锃针烙熨增生之滤泡。

烙熨后用锋钩针钩刺大椎、天柱，并点刺少商、商阳、少冲放血。

毫针取人迎、天突、鱼际、太溪、照海，毫针针刺，用平补平泻法，留针 30 分钟。

随证加减：毫针针刺，肺肾阴虚加肺俞、肾俞；脾胃虚弱加至阳、脾俞、胃俞、足三里；脾肾阳虚加命门、关元、足三里；痰凝血瘀加脾俞、膈俞、丰隆、血海。

操作间隔：梅花针、毫针每天 1 次，5 次为 1 个疗程；火锃针配锋钩针一般 1 次即愈，1 次未愈可于 1 月后同法治疗。

主治：慢性咽炎炎症期。

（3）治疗心得

①新九针技术治疗慢性咽炎主要针对咽后壁滤泡增生型效果最好，多 1 次而愈。但应嘱患者注意口腔卫生，减少烟酒辛辣的刺激，改善工作和生活环境（避免粉尘及有害气体），有助于预防复发。

②慢性咽炎应用火锃针烙刺法治疗时应注意，首先麻醉必须到位，否则咽反射明显，患者不能配合；其次火锃针在酒精灯上烧灼 1~2 分钟即可，不可温度过高，避免烧灼烙刺时损伤黏膜下肌层，使其永久受损，不可修复。烙刺后可配合口服药物清热、泻火、止痛。

③火锃针烙刺治疗后可在饭后、睡前予漱口液漱口，华素片

或西瓜霜含片含服以防止局部感染，缓解患者不适。要求患者两周内忌食辛辣寒凉及干硬食物。

　　④慢性咽炎重在预防，需积极治疗鼻和鼻咽部慢性炎症、纠正便秘和消化不良。